Covid-19 : The Greatest Hoax in History

コロナとワクチン 歴史上最大の嘘と詐欺 ②

暗黒の未来へようこそ!

ヴァーノン・コールマン
田元明日菜［翻訳チーム監修］

ヒカルランド

本書は２０２０年5月以降に公開されたヴァーノン・コールマン氏のサイト（www.vernoncoleman.com）の記事とユーチューブ動画のスクリプトを掲載したものである。

2020年5月中旬、
私は初めてユーチューブに動画を投稿し、
新型コロナウイルス騒動がなぜデマなのかを説明した。
タイトルは「コロナウイルスの恐怖：世紀のデマ
(Coronavirus scare: the hoax of the century)」だ。
動画内で私は、
この病はありふれたインフルエンザと同じようなもので、
致死率を心配する必要はないと述べた。

騒動はヒステリックな過剰反応であり、
世界を恐怖に陥れる巧妙な策略なのだ。
動画内では、この一連の騒動の目的が、
ペストよりもわずかに致死性の高い
インフルエンザの一種から
生き延びようとして恐ろしい法律を受け入れる、
怖がりで従順な国民を作り出すためではないか
ということも指摘した。

英国政府を含む世界中の政府が、
新型コロナウイルスを口実に、抑圧的な法律を大量に導入し、
民主主義国家を警察国家に変え、
自由とプライバシーを
まるで関係ないかのように排除している。
イギリスで政府が新たに導入したスパイウェア
「ビッグ・ブラザー」の追跡システムは、
プライバシーや独立性といった名残を
取り除くために設計されたものだと思われる。

異議を唱える人は、
新型コロナウイルスによる世界の総死亡者数が、
インフルエンザの総死亡者数が
過去もっとも多かった年の
半分程度であることを思い出してほしい。
また、一部の専門家はロックダウンによる死亡者数を
無視している。
この数はすでに新型コロナウイルスが原因の
死亡者数よりも多い。

私たちにとって厄介なのは、
頭のおかしな科学者や政治家ではなく、
ゾンビ人間たちだ。
政府の嘘を何も疑わずに受け入れ、
忠実にマスクを着用し、
ソーシャルディスタンスを保つために
歩道を降りて歩く人々のことである。

確かなことは、この状況を生き抜くのは、
戦争を生き抜くよりも過酷であるということだけだ。
爆撃されることはないだろうが、
戦争では少なくとも敵が誰であるか、
何が起こっているのか、
そして最終的に何が起こるのかを知っている。

彼らは自由を奪おうとしているが、
我々は自由を守りたいのだ。
自由を守りたいという気持ちは、
奪おうとする気持ちより強い。
彼らはただ欲のために戦っているが、
私たちは生き延びるために戦っている。
だからこそ、私たちは勝つことができるのだ。
私の考案したマントラを思い出してほしい。
政府を信じるな
マスメディアを信じるな
嘘と戦おう

今起きていることは「バカ」という範疇では収まらない。
マスク着用を促す法律が導入されたのは
何か理由があってのことだろう。
そしてその理由は、
政治家が全員バカであるというよりかは、
彼らが全員ペテン師であり、
さらに裏では彼らもペテン師の黒幕にコントロールされ、
操られているという事実があるからだ。

私がよく知る国、イギリスでは、
クーデターが起きている。
そして、同じことが多くの国でも、
特にヨーロッパで起きているのではないかと思う。
アメリカでも同じことが起きているかどうかは確信がない。
大統領の目的や目標がヨーロッパのリーダーたちとは、
かなり異なっているようだからだ。

繰り返しになるが、クーデターは起きている。
我が国は、国民の同意なく、
国民の意志に反して政府に乗っ取られている。
この乗っ取りはイギリスだけでなく他の国でも起きている。
「乗っ取り」などと言うと、
すぐに反体制派だとか陰謀論者だとか
レッテルを貼られるのは百も承知だ。
しかし皮肉なことに、
この世の中を支配しているのは陰謀論者なのだ。

以前も説明したように、陰謀論者とは、
大多数の人々が信じていないことを信じている人を指す。
イギリスの思慮深い人々は、
人間を死に至らしめる「疫病のようなウイルス」のせいで
自分の命が脅かされているとはもはや信じていない。
ボリス・ジョンソンの政府とそのアドバイザーらは
陰謀論者である。
実際、彼らを支持する主流メディアの人々も
同じく陰謀論者であり、広告料で買収されている。

多くの人々は
「ウイルスが危険だとは思えない」と言えないでいる。
しかし、この考えは急速に広まっており、
政府を信じないという人は多数派になってきていると思う。
この数週間、政府は国が２つの世論に
分断されていることを利用して「分割統治」という、
政治的支配を達成するための昔ながらの
戦略トリックを使ってきたが、
彼らはその戦いに負けつつあると私は感じている。

すべては計画されていた。
長い間、何年も前から計画されていたのではなかろうか。
自由とプライバシーは、少しずつ奪われてきた。
徐々に、ほとんど気づかないうちに
私たちは権利を失ってゆくが、
その反面、国家は大きく成長してゆき、
これまで以上に私たちに介入してくるようになった。

私たちはプライバシーや自由を徐々に失いつつある。
政府が国民の全行動をコントロールし始めたため、
権利がなくなったも同然である。
私たちは、真実の追求が抑圧されるのを目の当たりにし、
それに対し声を上げる勇気ある人たちが
悪者にされたり怪物扱いされたり、
黙らされたりするのを見てきた。

さて、ここまでの話をふまえて、マスクの話に戻ろう。
暑い時期にはとりわけ不快なマスクであるが、
なぜ着用を強制されるのか？
それは、多少なりとも私たちを弱らせるためである。
長時間マスクをしていると体調を崩すし、
病気にかかりやすくもなる。
免疫システムにもダメージを与える。
また、着用に対する恐怖心やストレスも
免疫力を低下させる。

マスクを着用させるのは私たちの人間性を
多少なりとも失わせるためでもある。
人間性喪失のプロセスは、
時間をかけてゆっくりと進行してきている。
私たちのアイデンティティーや個性は、
さまざまな方法で攻撃されてきた。
マスクは私たちを抑圧するし、個性を奪い、
顔のない生き物に変えてしまう。
だから、マスクは私たちを不安にさせるし、
人間同士を孤立させてしまう。

マスクをしていると、会話をするのが難しくなるし、
相手の笑顔を見ることもできない。
マスクをしている人が良いニュースを伝えても、
気分は爽快にならないし、逆にマスクをしている人が
悪いニュースを伝えると悲痛で聞くに堪えられなくなる。
マスクをしている人同士は
リアルなつながりを感じられない。
病院、診療所、歯科医院は、より恐ろしい場所に、
職場や公共交通機関はより憂うつな場所になる。
マスクはあらゆる心理的問題を引き起こすだろう。

では、政府は本当に国民が不安になったり、
うつになったりすることを望んでいるのだろうか？
はい、その通り。
なぜなら政府は、私たちを壊そうとしているからだ。
これは、洗脳プロセスの段階の１つであり、
以前の動画ですでに詳細に説明してある。
まだ見ていない方はぜひ見てほしい。
政府は国民を恐怖に陥れたいのだ。

このような状況の中で、
私はあるパターンと目的を
見極めることができるようになった。
世界中を見渡せば、政府が国民に対し、
何を計画しているのかがわかる。

目次

25 Chapter 1 密告者、スパイ、裏切り者が「家族」「コミュニティ」「社会」を殺す!
33 Chapter 2 高齢者の殺害法/何千人もの高齢者がなぜ殺されたのか?
44 Chapter 3 英国政府の情報は6週間も遅れている!
45 Chapter 4 政府が国民のDNAを盗んで売ろうとしている?
52 Chapter 5 通りすがりの観察(2020年6月3日)
54 Chapter 6 ガロッシュを着用せよ、なにびとも片足でぴょんぴょんすべし
58 Chapter 7 通りすがりの観察(2020年6月5日)
64 Chapter 8 どうしてこんなことに?

Chapter 9 現金決済を死守するための戦い 77
Chapter 10 通りすがりの観察（2020年6月8日） 85
Chapter 11 マスクの是非を問う 88
Chapter 12 なぜBBCはフェイクニュースを広めるのか？ 100
Chapter 13 マスク論争2　なぜ政府はマスク着用を無理強いするのか？ 108
Chapter 14 私がかかりつけ医を辞めた理由 118
Chapter 15 今すぐ食糧を備蓄しておこう！ 122
Chapter 16 迫り来る世界的な食糧危機の連鎖 130
Chapter 17 死亡者数の増加は、ロックダウンによる「ビタミンD欠乏症」のせい？ 136
Chapter 18 なぜ第2波が起きるのか？／政府には第2波が必要 139
Chapter 19 歯科医療は崩壊している？ 155
Chapter 20 通りすがりの観察（2020年6月17日） 164

169 Chapter 21 なぜ未来のために戦うのか？　なぜ私たちは勝てるのか？
183 Chapter 22 あなたも「死ぬべき人」のリストに入っているかも？
193 Chapter 23 注入されたくない人へのアドバイス

カバーデザイン　櫻井浩（⑥Design）
翻訳協力　石井桂子
校正　麦秋アートセンター
本文仮名書体　文麗仮名（キャップス）

Chapter 1 密告者、スパイ、裏切り者が「家族」「コミュニティ」「社会」を殺す！

報道によると、イタリア政府は6万人のプロの密告者を雇って、友人や隣人を監視させ、マスクをしていない人やソーシャルディスタンスを守っていない人を見つけたら、密告させているそうだ。まるでジョージ・オーウェルの小説のような不快な世界になってきた。プロの密告者は、ユニフォームやバッジを身につけていないので、誰にも気づかれずに社会に溶け込む。そして誰にも気づかれずに不快な噂話《うわさ》を広めるのだ。

これはあらゆる場所で起きていることだ。イギリスでは一部の警察が、インターネット上で陰謀論について触れたり議論したりした人を通報するよう市民に求めている。正直なところ、イギリスで誰より陰謀論を推進しているのはボリス・ジョンソンだろう。彼は保守党から出馬して、英国初の共産主義派首相に急変した首相だ。

陰謀論者とは「一般には受け入れられない意見を主張する人」と定義されることがある。そうであれば、ボリス・ジョンソン、ドミニク・カミングス、ニール・ファーガソン、とその仲間たちは真の陰謀論者だ。なぜなら、もし私たちがボリスの政策を知っていたなら、彼が選挙で過半数票を獲得できたとは思えないからだ。

イタリアのように、今では世界中の警察がロックダウンやソーシャルディスタンスのルールを破った隣人を密告するよう市民に呼びかけているが、そのルールが何であるかを正確に把握している人がいれば、むしろ彼らを褒め称えたいくらいだ。このルールは、発言者や曜日によっても異なるようだ。もちろん、こうした混乱は私たちを不安や不快にさせるための計画の一部である。しかし、友人や隣人を密告するように奨励している警察の中には、自らの新しい権力をむしろ生き生きと楽しんでいるような者もいる。ファシズム国家に関する映画ばかりを見ている警察官が1人や2人いてもおかしくはない。

イギリスでは、少なくとも4本の専用ホットラインが設置され、法を破った人物を簡単に密告できるようになっている。肝心なのは、密告者はどんな社会にとっても好ましくないが、政府にとっては好都合であるということだ。法と秩序の力によって政府の法律は守られるようになっている（政府高官にとって不都合でなければの話だが）。彼らは犯罪者を捕らえ、許される限りの厳しい罰を与え、二度と同じことをしないように（そして他の者もそんなことをしないように）取り締まる。密告者や裏切り者は、「占領軍」のメンバーとして活動するため、政府にとっては好都合である。裏切り者が誰なのかわからないと、被害妄想が膨らみ、誰もが敵に見えるだろう。このような世界では、誰もが密告者に、誰もが危険な存在になる可能性がある。まったくひどい生き方だが、今の私たちはそうなることを期待されているようだ。

私は「占領軍」という言葉を使ったが、これは本気で言っている。私や多くの人々は、現在の政府を占領軍と見なしている。だからこそ私は、圧制者の生活を楽にする密告者のことを「裏切り者」と言っているのだ。

英国政府を含む世界中の政府が、新型コロナウイルスを口実に、抑圧的な法律を大量に導入し、民主主義国家を警察国家に変え、自由とプライバシーをまるで関係ないかのように排除している。イギリスで政府が新たに導入したスパイウェア「ビッグ・ブラザー」の追跡システムは、プライバシーや独立性といった名残を取り除くために設計されたものだと思われる。新型コロナウイルスの陽性反応が出た人は、NHS（訳注：国民保健サービスの略称。イギリスの国営医療サービス事業）の検査接触追跡サービス（NHS Test and Trace services）から連絡を受け、「最近交流のあった人」（これはビッグ・ブラザーで使われている用語だ）全員の名前と連絡先を教えなければならない。まるで米国の政治家マッカーシーが行った数々の告発を彷彿《ほうふつ》とさせるではないか。

名前を挙げられた人は、2週間隔離されなければならない。これが続けば、3か月以内に都市全体が永久封鎖される可能性は十分にある。仮にこの法律から免除される者がいるとしたら、同志ボリスの側近アドバイザーだけではないだろうか？（ちなみに、ボリスたちは法律ではなく「規則」と呼んでいるが、命令に従わないと逮捕されたり、罰金を科されたり、投獄されたりするのであれば、それはもう法律なのだから、「ニュースピーク」（訳注：ジョージ・オーウェルの小説『１９８４』に登場する架空の言語）のような言語は使わず、ちゃんとした名前で呼ぶべきだ）

このシステムは、出会う人の数を制限するように設計されているようだ。積極的な社会生活を営み、多くの人と接触している人は誰でも、不必要なロックダウン期間を永久に課せられる。抗議活動やデモといったあらゆる集会は過去のものとなるだろう。驚くべきことに、政府に対するデモは禁止されている。

プライベートな個人情報はどれくらい安全なのだろうか？　同志ボリスがこの計画の責任者に任命したのは、保守党議員の妻であり、英国の電話会社「TalkTalk」の元社長であるバロネス・ハーディングである。彼女が社長を務めていた頃、同社の15万７０００人分の顧客情報と銀行口座情報がハッカーに奪われた。TalkTalkは、セキュリティの不備によりデータが簡単に持ち出されたとして40万ポンドの罰金を科せられ、その結果、同社の株主は6000万ポンドの損失を被ったそうだ。そもそもボリスは、ロックダウンを主導した数学者のニール・ファーガソンと、ロックダウンを無視したアドバイザーのドミニク・カミングスを雇っていた。お次は、個人情報を守れなかった女性を個人情報収集の責任者として雇った。少なくとも、そこにはパターンがある。

ずらりと並んだ専門家たちは、新しいシステムを賞賛し、ロックダウンの縮小は危険だと警告する。彼らは問題を間違えて捉えているように思える。ウイルスに感染する可能性がある人の〝数〟ばかりを気にしているのだ。だが、目を向けるポイントが間違っている。本来なら、ウイルスが「どれだけ危険なのか」に注目すべきなのだ。

この質問に対する答えは、「ひどいインフルエンザよりはマシ」というものだ。これは私が初めてユーチューブに動画を投稿した2020年3月の時点ですでに明らかになっている事実だ。異議を唱える人は、新型コロナウイルスによる世界の総死亡者数が、インフルエンザの総死亡者数が過去もっとも多かった年の半分程度であることを思い出してほしい。また、一部の専門家はロックダウンによる死亡者数を無視している。この数はすでに新型コロナウイルスが原因の死亡者数よりも多い。

政府の科学者たちは、物事を複雑にしすぎているように思える。これは同じグループの人々が集まり話をしていると、似たような考えを持つようになるという集団思考をよく表す例である。

この機会に、イギリスの政策が世界の中でも最悪であったことを示す死亡率を紹介しよう。先日、ノルウェーの公衆衛生当局は、ウイルスは恐れられていたほど急速には広がっておらず、ロックダウンが命じられたときにはすでに数が減っていたと結論づけた。咳《せき》やくしゃみをするときには口を覆うなど、国民の良識ある行動を尊重できる国は厳しいロックダウン政策をとっているイギリスよりもはるかに良い結果を出している。中国に近いベトナムでは、327件の感染者が出ているが、死者は出ていない。アフリカでは、ロックダウンもないし、多くの死者も出ていない。もちろん、イギリスの死亡者数の数え方は、英国の死亡率が実際に非常に高いこととも関係しているかもしれない。ボリスはジレンマに陥っている。死亡率を低く抑えることができたら、国民を自宅軟禁下に置くのはやりすぎだと思われてしまう。しかし、死亡率が上がりすぎれば、自分の政策が愚かに見えてしまう（実際、愚かな政策なのだが）。同志ボリスの不条理で非実用的で、まったく不必要な法律によって警察国家がますます強化されることは疑いの余地がない。そしてこの法律によって多くの産業が崩壊する。例えば、たった1人のエキストラや衣装係のアシスタントが鼻をすすっただけで、数百万ポンド規模の企業全体が悲鳴を上げ、損害が出るとなれば、誰もイギリスで映画やテレビ番組の制作にお金をかける勇気は持てないだろう。

イギリスで生まれる新しい法律は、他の主要国よりも悪質なものが多いようだ。この茶番劇が最終的に終結したとき、この国が最悪の結果を迎えることは間違いない。国内の企業は絶望的な状況にあり、ワースト記録を達成しそうな失業者の数をどうすることもできない。未来を楽しみにしているのは警察だけだ。警察国家の警察官になるのはさぞかし楽しいことだろう。

余談だが、警察はあちこちで楽しんでいるようだ。アメリカではマスクをきちんと着用していなかった女性が警察官に殴り倒され、子どもを公園に連れ出し外の空気を吸わせた女性が逮捕された。教会を再開しようとした聖職者も全米各地で逮捕されている。

当然ながら、警察を全力でサポートしようとするアメリカ人も現れた。昨日、ある女性がマスクをしていないという理由で店から追い出される動画を見た。追いかけている人たちは、もちろん全員マスクをしていた。

重篤な病気にかかる危険性があるとなったときの人々の振る舞いは、我々の理解の範疇を超えている。だが、恐ろしいと騒がれている新型コロナウイルスが、インフルエンザの約半分の死者数しか出していないことを知っている人はどれだけいるのだろうか？　去年の冬、インフルエンザから身を守ろうとマスクをした人はどれだけいたのだろうか？

密告者やスパイは、自分たちがどれほどの損害を与えているか知っているのだろうか？

一般市民がわざわざ加担しなくても、警察は十分に被害を与えている。密告者や裏切り者は、互いの信頼を損ない、恐怖、不確実性、不安、不信感を生み出し、私たちの個性や自由、個人の尊厳を押さえつける。これぞ本当の危険だ。

密告者や裏切り者たちはおそらく気づいていないだろうが、彼らは私たちの社会常識やコミュニティの結びつきに永久的かつ致命的なダメージを与えている。

2020年5月31日

130歳になるまで、30という数字は私にとって無縁のものとなるだろう（訳注：2020年6月当時、著者は74歳である）。その結果、私は自分が必要とされていない、余分な存在であると感じている。

政府と医療機関は明らかに私を厄介者扱いしているくせに、政府は嬉々《きき》として所得税の請求書を送ってくるし、小切手を受け取ってくれる。医療機関だって、私が木曜の夜に軽快な拍手をして鍋を叩き、拍手運動を盛り上げたいという欲求に駆られたら（注：当時のイギリスでは毎週木曜日の夜に拍手をして医療関係者を称える「拍手運動」という活動が行われていた）、間違いなく感激してくれることだろう。とはいえ、仮に私がこの奇妙な習慣に従う気になって、気が狂ったように玄関で古い鍋底を木のスプーンで叩いたとすれば、少なくとも庭にいるウサギたちはびっくりするはずなので、これは愚かな行為なのだと自覚できるはずだ（近隣には愚かさを指摘してくれる人はいないが）。

ここ数か月の間に年寄りが受けた仕打ちをあまり気にかけていない若者もいる。実際、70代、80代、90代などの高齢者が無視され、押しのけられ、文明世界における第二次世界大戦以来の最大の大量殺人の対象となっているのだが、そうした状況に歓声すら上げている者もいるのだ。

高齢者は現代のユダヤ人であり、もし「殺人」という言葉が少し大げさだと思うなら、引き続きこのチャンネルに注目して真実を確かめてほしい。なぜ大げさでないのかわかるだろう。

高齢者に起こった現実を無視してきた若者は、この状況に慣れて楽観視してはいけない。なぜなら、彼らの祖父母に起こっていることは、自分たちにも起こるからである。祖父母世代との唯一の違いは、それが思ったより早く、ずっと早く起こるという点だ。70代に起こっていることが、いずれは60代で起こるのだ。

2020年5月中旬、私は初めてユーチューブに動画を投稿し、新型コロナウイルス騒動がなぜデマなのかを説明した。タイトルは「コロナウイルスの恐怖：世紀のデマ（Coronavirus scare: the hoax of the century）」だ。動画内で私は、この病はありふれたインフルエンザと同じようなもので、致死率を心配する必要はないと述べた。騒動はヒステリックな過剰反応であり、世界を恐怖に陥れる巧妙な策略なのだ。動画内では、この一連の騒動の目的が、ペストよりもわずかに致死性の高いインフルエンザの一種から生き延びようとして恐ろしい法律を受け入れる、怖がりで従順な国民を作り出すためではないかということも指摘した。

当時、新型コロナウイルスの恐怖を吹き込んだ政治家たちの真の目的の1つは、高齢者を悪者にして疎外することではないかと思っていた。人々はそんな私を嘲笑した。私はインターネットで悪者扱いされ、私についてのデマも流れた。無知で匿名のいじめっ子たちは、もし事実が箱に入っていて、そこに大きな黒い文字で「事実」と刻印されていたとしても、それが事実だとは思わないのだ。

しかし、残念だが、私が正しかった。私がこうして話している間にも、顔を真っ赤にした1000人もの荒らしが、自分の傲慢さと愚かさを許してほしいと、ひたすら謝罪の言葉を書き綴《つづ》っているに違いない。

不条理で必要性のないロックダウンが始まった当初、真っ先に「監禁」された（その言葉が嫌なら「閉じ込められた」でも構わない）のは高齢者だった。まったくナンセンスな理由で、高齢者は自分自身、病院、世界を守るために家にいなければならないと命じられた。根拠などまったくなかった。それどころか、この残酷な行為が科学的な必然性よりも政治的な都合に基づいていることは最初から明らかだった。70歳以上の高齢者は、愛する人に会えないと言われ、多くの人が医療行為を拒否された――何か身体の問題があってもだ。何らかの理由で亡くなった人たちは、孤独に死んでいった。自分たちが作り出し、税金をつぎ込んだシステムに見捨てられて。

もちろん、こんなのまったくバカげている。高齢者が新型コロナウイルスで亡くなるのは、高齢だからではない。コロナで死亡する可能性が高いのは、インフルエンザで死亡する可能性が高い人たちだ――体が弱く、体力がなく、太っていて、長期にわたる深刻な疾患を抱えている人たちである。

医師の立場から言うと、新型コロナウイルスと通常のインフルエンザウイルスには、2つの大きな違いがあるように思う。第一に、インフルエンザウイルスはより多くの人を殺すことができる。第二に、これほどまでに注目され、文明全体を数世紀も後退させたインフルエンザウイルスはない。健康な成人であれば、コロナで死亡するリスクは微々たるものだ。

しかし、政府の政策のせいで、必要以上の死者が出てしまった。不必要に人々が死亡したのは、ロックダウンや恐怖のせいだけではなく、（故意に、あるいはどうしようもない無能さによる）新型コロナウイルスへの対処法が間違っていたからである。

もし数学者、医学および科学アドバイザー、専門家、政治家が昨年の1月に休暇をとっていたら、世界中で10万人が死なずに済んだだろう。今回の騒動も、多くの死者を出すことも、避けられるはずだった。

この非科学的ないじめやあからさまな差別の中で、高齢者がひどい扱いを受けてきたことについてはもう少し言いたいことがある。昔も今も変わらない「差別」が行われているのだ。もし同性愛者や女性、メソジスト教徒が軟禁されると発表されたら、高級紙でどれほどの騒ぎになったか想像してほしい。もし政府が賢明にも「医療サービスを守るために、太った人は全員家にいろ」と発表していたら、どれほどの騒ぎになったか想像してほしい。だが、そちらのほうがまだ論理的ではある。

少なくとも一部の場所では、高齢者の医療が拒否されている。多くの高齢者が「蘇生処置を行わない」という書類に署名するように操られた――事実上、遺書への署名だ。誰よりも長く閉じ込められていた高齢者の免疫力は低下している。インターネットにアクセスできない多くの人々は、食料品を手に入れることができない。なぜなら、政府は約束を破り、高齢者に食料を行き渡らせる努力をほとんどしなかったからだ。高齢者は「家族に会えない」と言われた。「病院を守るためだ」というとんでもない嘘《うそ》もあったが、誰もその理由については説明してくれなかった。地域によっては、高齢者にどんな疾患があっても

「病院では治療を受けられない」と言われることがあり、コロナ対策の無意味さが一層際立っていた。

もちろん、これらは驚くべきことではない。高齢者は長い間、メディアによって悪者にされてきた。貧困、天候など、ありとあらゆる問題の原因とされてきた――誰より一生懸命働いて税金を納めてきた世代なのに。政府は、高齢者は価値がなく、社会にとっての金食い虫だと考えている。もし疑うのであれば、高齢者を襲った凶悪犯に下された判決を見てほしい。40歳の人を襲えば、厳しい罰を受けるだろう。だが、80歳の人を襲えば、最悪の場合でも軽い刑で済むはずだ。

高齢者が嘲笑され、笑われる対象であるのは言わずもがなだ。私の小説『カルディコット夫人のキャベツ戦争(Mrs Caldicot's Cabbage War)』を原作とした映画が公開されたとき、『ロンドン・サンデー・タイムズ』紙は、「この映画のターゲットは、社会に需要のないお年寄りだと思う」と見下したような表現で批評していた。私がこの小説を書いたのは、まさにこのようなエイジズムの横行に注意を喚起するためだ。

さて、ここからが本題である。殺人容疑である。私が大げさに言っているだけだと思われる方もいるかもしれない。小さな問題に注意を向けるために、誇張しているのではないかと。

そうだとしたら、それは間違いだ。新型コロナウイルスに感染し、病院から追い出され、介護施設に捨てられた高齢者は、世界中に数えきれないほどたくさんいる。ちょっと考えてみてほしい。介護施設にはどのような人たちが住んでいるのだろうか？

a）健康な若い人

b）元気なお年寄り

c）病気のお年寄り

簡単なクイズだ。高齢で体が弱く、健康上の問題を抱えている人でなければ、施設になんか入所したくないはずだ。

病院は新型コロナウイルスに感染した患者を体の弱い高齢者や健康上の問題を抱えた患者が数多く入所している介護施設に送り込んだのだが、こうした施設はインフルエンザで亡くなる可能性が高い人たちであふれている。毎冬の話だ。インフルエンザの患者を介護施設に送り込むなんて話は信じられないだろうが、実際、病院は何千人ものコロナ患者を介護施設に送り込んだのだ。

介護施設には、病院から来たインフルエンザ……いや、新型コロナウイルスに感染した患者を、コロナには感染していないが、すでに呼吸器系や心臓病にかかっている患者から隔離する設備や機器がなかった。

次に何が起こったか想像してほしい。これを解決するには、医学部の学位が必要かもしれないが……。

介護施設にいる何千人もの高齢者、虚弱者が新型コロナウイルスに感染した。そして誰も治療しようとしなかった、あるいは治療できなかったために、多くの人が亡くなった。こうした高齢者に対する過失は広く報道された。心ある人なら誰でも泣きたくなるような話であり、怒りが収まらないだろう。何千人もの高齢者が、家族にも友人にも看取られず、精神的な支えもないまま、孤独に死んでいった。彼らが見たのは、まるで宇宙飛行士のような格好《かっこう》をしていた死者だ。

アイルランド、ノルウェー、フランス、ベルギーでは、新型コロナウイルスによる死亡者数の半分以上が、そしてイギリスとスウェーデンでは、新型コロナウイルスによる死亡者数の3分の1以上が介護施設にいた。

世界中の病院が同じような過ちを犯していたというのは、驚くべき偶然ではないだろうか。すべての病院がコロナ患者を介護施設に捨てたようなものだ。だが、世界中の政府にとってこうした状況は、総死亡率を押し上げ、正当化できるわけがないロックダウンや、まったく愚かで科学的に根拠がないソーシャルディスタンスを正当化できるという思わぬ特典があった。私たちは、政府が新型コロナウイルスによる総死亡数を上げるためにできる限りのことをしてきたことを知っている。例えば、実際には新型コロナウイルスを取り巻く〝状況〟によって死亡した患者を「新型コロナウイルスが原因で死亡した」ことにしている。だが、これらはまったく別の死因だ。

ここでシンプルな疑問が浮かぶ。新型コロナウイルスに感染した高齢者たちは、愚かで無能な政治家によって介護施設に送られたのだろうか？　それとも多くの高齢者を殺す目的があって施設に送られたのだろうか？

この質問に対する答えは、責任者である病院スタッフが法廷で裁かれたときに初めて重要になるだろう。そうなることを心から願っている。

もし、政治家が愚かで無能であったために、高齢のコロナ患者が介護施設に送り込まれたのであれば、おそらく過失致死罪くらいで済むであろう。「間違った予測をしていて、病院に若いコロナ患者が集まると思っていた」と言い訳したところで許されるものではない。

一方で、他の入居者が新型コロナウイルスに感染して死亡することを知っていながら、故意に新型コロナウイルスに感染した高齢者を介護施設に送り込んだとすれば、その罪は殺人となり、ナチスも恐れ入る大量殺人罪になるだろう。

さらなる余罪は、新型コロナウイルスに感染して介護施設に送られた高齢者のほとんどが、病院で新型コロナウイルスに感染していたことである。なぜなら、皆さんご存知のように（いや、知っているべきなのだが）、最近の病院の管理体制には不備があるため、世界でもっとも致命的なウイルスに感染しやすい場所となっているのである。

愚かさ、無能、パニック、治療の欠如、殺人のいずれが原因であったかは、ある意味もう重要ではない。重要なのは、何千人もの高齢者が、実際の天命が来る前に死んでしまったということだ。彼らを死に追いやった病院では、予想された数の新型コロナウイルス患者が来なかったために、約半分のベッドが空っぽになっていた。

このような事態を看過し、やみくもにこのような状況を生み出した病院、アドバイザー、政治家はすべて有罪であり、不作為の罪であれ、作為の罪であれ、その罪を免れることは許されない。私たちは豊かな社会に住んでいるが、医療のプロたちがケアをせず、高齢者をゴミ袋のように捨てた。

このホロコーストの責任者たちは、おそらく泣き言を言ったり、手をこまねいたりして、「自分たちは言われたことをやっただけだ」と言うだろう。同じような言い訳を聞いたことがある。そんな言い訳は、当時も今も通用しない。
私は、すべての責任者が法廷で裁かれるよう活動を行う。

２０２０年６月１日

Chapter 3

英国政府の情報は6週間も遅れている！

6月2日、英国保健省のマット・ハンコック長官は「黒人やアジア人は新型コロナウイルスの致死リスクが高い」と述べた。

すばらしい。私はこのことを4月13日にウェブ上で指摘している。拙著『黙示録の到来（Coming Apocalypse）』にも書かれているので、おそらくハンコック氏はそこで見たのだろう。

政府は何度も何度も、明らかな事実を見落としている。ボリスはアドバイザーを全員解雇して、私の記事や動画を見たほうがいいだろう。

2020年6月2日

Chapter 4

政府が国民のDNAを盗んで売ろうとしている?

世界各国の政府は、抗体検査プログラムの導入に躍起になっている。抗原検査は、鼻腔《びくう》や喉《のど》を綿棒でぬぐい、実際に新型コロナウイルスが体内にいるかどうかを調べるだけのものである。一方で抗体検査では、血液を採取して、ウイルスに反応する抗体がすでに体内にあるかどうかを調べる。もし血液中に抗体があれば、コロナに感染したが、すでに克服したことになる。採取した血液は検査機関に送られる。これは、抗原検査よりもはるかに大規模な検査になる。

各国政府は何百万もの国民を対象に抗体検査を行う予定だ。ここで重要になってくるワードが「血液サンプル」だ。なぜなら、血液サンプルを採取すれば、当然DNAサンプルも簡単に採取できるからだ(他の体内組織でもDNAサンプルを採取できるが、血液だとより簡単だ)。

もしも読者がこれに恐怖を感じていないのであれば、大事なことを見落としている。2

020年3月以降、世界中の政府はかつて当たり前だった伝統的な価値観をすべて引き裂いてしまった。自由、民主主義、プライバシーは、もはや過去のものだ。西洋諸国のほとんどの国民も、今や警察国家の中で暮らしている。3月に英国政府が可決した緊急事態法案は、アメリカの米国愛国者法と同じように、イギリスの政治家や公務員に権力を与え、国民を押さえつけている。

最近の私たちの自由を考えると、中国やロシアに住んでいるようなものかもしれない。政府が数か月後にすべての権力を返上すると思ってはいけない。政府は、既得権力をそう簡単には手放さない。

さて、DNAの話に戻ろう。もしも政府が常に正しいことをすると信じているなら、今すぐその考えを消し去ったほうがいい。私はあなたの無邪気さと素直さを羨ましくさえ思う。

だが、ほとんどの人は政治家や政府顧問に対するわずかな信頼すら失っているのではないだろうか。私は動画の中で、私たちがいかに嘘をつかれ、騙《だま》され、操られ、洗脳されてきたかを紹介してきた。もしも私が新型コロナウイルスに感染して、抗体検査を受けなければならないとしたら、政府は私のDNAも採取するだろう。どうか私のDNAを皆さんのDNAと一緒に保管してもらいたい。

だが、次なる大きな問題は、保管したDNAがどのように使われるかということだ。ここでも信頼が関わってくる。政府が私たちのDNAを保存して、いつの日か私たちを助けてくれると信じられるだろうか？

悲しいことにそれを信じるのは、「歯の妖精」を信じるのと同じレベルだ（訳注：欧米諸国では、抜けた乳歯を枕の下に置いて眠ると、「歯の妖精」がやってきて、プレゼントやお金に交換してくれるという言い伝えがある）。どの国の政府も私たちのDNAを取得して保存するだろう。政府にはあらゆるレベルで追跡記録がある。情報を集めるだけ集めて売るのだ。実際に何十年もの間、有権者の情報を売ってきた。国勢調査の情報も売っているし、何かにつけて個人情報や機密情報を要求する。適切な価格で買う人に売りつけるためだ。

イギリスでは、NHSが何年にもわたって私たち全員の情報を収集している。そもそも私たちは情報を売らないと約束されていた。実際、私たちは情報を提供するかどうか選択できた。個人的な医療情報を製薬会社に売られたくなければ、「提供しない」と言えばいいだけの話だ。そうすれば、自分たちの情報が売られることはないだろう。

そう思っていたのだが……。NHSは情報を売っているのだろう。NHSのサイトを見てみると、ＮＨＳは、ＮＨＳ組織とＮＨＳから資金提供を受ける民間組織から患者の機密情報を収集していることがわかる。ＮＨＳはこの情報を、研究者や医療関係者、そして……製薬会社に流すのだ。

製薬会社はこの情報を「マーケティングや保険目的では使用しない」と言う。情報の販売先である製薬会社が使わないと言っているから、ＮＨＳは使われることはないだろうと思っている。自分の情報を売られたくなければ、法律を盾に取ることもできるが、こうした法律はザルよりもたくさんの穴が開いている。どこの国も同じだ。個人の医療情報は、買いたい人には誰にでも売られる。

ＤＮＡに話を戻そう。政府は抗体検査で得られるＤＮＡを、ためらいなく保存すると私は考えている。保管して、売るのだろう。当然そうするだろう。サンプルを採取したのだから、集めたＤＮＡは自分たちのものだと主張するだろうし、製薬会社や保険会社、その他の購入希望者に売りつけるのだ。

各国政府はすでに、スクリーニング検査で採取した遺伝子情報をもとにバイオバンクを設立している。そして今、世界中の政府が、自分たちが引き起こした混乱に対処するために莫大な資金が欲しいと言っている。

これは重大な問題なのだろうか？　私は非常に重大だと考えている。製薬会社や保険会社はあなたの体についての情報を手に入れる。その情報は、検索エンジンや銀行やスーパーマーケットから得た情報と組み合わせて使うことができる。プライバシーのかけらもない。そして、あなたの情報は無慈悲に利用されるのだろう。

余談だが、妻が乳がんと診断されて以来、葬儀会社やがんのチャリティ団体など、まったく必要のない不適切な広告がネット上に数多く表示されるようになった。誰が私たちの情報を売ったのかは知り得ないが、どこで情報を手に入れたのかは重要ではない。こうした広告は「邪魔だ」と思っているが、これでもかなり礼儀正しい表現で、内心は穏やかでない。

私たちは自分のDNAに対して何の権利も持てないのではないか。もちろん、政府は私たちのDNAの詳細を警察やセキュリティサービスにも伝えるだろう。だが、彼らを本当に信頼してもいいのだろうか？

製薬会社はあなたのDNAを使って、どんな病気にかかりやすいかを予測するだろう。そして、その病気を阻止するための有効な薬を売りたいと思うはずだ。

保険会社は、あなたのDNAを使って将来を予測するだろう。保険会社があなたの将来について何かを予測したことで、保険料が突然高くなることだってあるかもしれない。

雇用者はあなたのDNAの詳細を見て、将来に魅力的でないものを見た場合、解雇するかもしれない。パーキンソン病や認知症、薬物依存症を発症する可能性があると判断されたら、面接を何度も断られる求職者も出てくるだろう。

もちろんDNA情報は、クレジットカードや銀行の情報と一緒に扱われる。菌にまみれた現金がなくなりカード社会になれば、とても簡単なことだろう。

ソーシャルメディアに書き込んだ消すことのできない情報も一緒に使われる。フェイスブックに投稿した情報はすべてフェイスブックに帰属する。ずっと、永遠にだ。

ある日、スーパーマーケットのレジに立っていると、店員がチョコレートバーをカゴからすまなそうに取り出す。

「どうしたのですか？」とあなたは戸惑いながら尋ねる。

「申し訳ありませんが、こちらは購入できません」

店員は彼女の目の前のスクリーンを見てそう言う。「あなたは糖尿病の可能性があるので、チョコレートを買うことはできません」

運転免許証を申請しようとしても断られる。

「なぜダメなんですか？」

「来年、てんかんを発症する可能性が82％あるからです」

あなたは自分の個人情報に関する権利を持てなくなるかもしれない。その結果、あらゆる企業が情報を買うことができ、ハッカーがそれを盗むことができるようになる。

ハッカーについても話しておこう。ハッカーが15万7000人の個人情報を盗んだとき、イギリスの追跡システムを担当していた女性は、TalkTalkという電話会社の責任者だった。この企業は、情報を適切に管理していなかったという理由で多額の罰金を科せられた。現在、彼女は追跡調査システムと膨大な個人情報の収集を担当している。

さて、私たちにできることはあるのか？

義務化されるまでは、わざわざ抗体検査など受けないことだ。

2020年6月3日

Chapter 5

通りすがりの観察（2020年6月3日）

なぜ多くの善意の人々が、ＮＨＳのためにお金を集めようと奇妙な行動をとっているのだろうか？　ＮＨＳに必要なのはお金ではない。もっと常識的で思いやりのあるシステムだ。

ほとんど何もないところから生み出された「危機」を中産階級に肩代わりさせるために考案された低額の富裕税が話題になっている。本当に愚かなことだ。富裕税を導入しているどの国もこのアイデアに反対している。なぜなら、富裕税を導入すると、税収が減るのは明らかだからだ。税金を払わなければならない人たちは、仕事を減らすか（そして税金から逃げるために貯蓄を使い果たす）、単に他の国に引っ越すかのどちらかだ。

ところで、ユーチューブにお金を払って、私の動画の下にＮＨＳの宣伝メッセージを入れているのは誰だろうか？　私のチャンネルは収益化されていない。つまり、広告料を取っていないのだから、ＮＨＳの広告が表示されるのはおかしな話である。

新型コロナウイルスから守らなければならないのは、70歳以上の高齢者ではなく、太った黒人の糖尿病患者であることは、何年も前から明らかだった（コロナでもっとも死亡する可能性の高い人たちは彼らだ）。しかし、誰もこのことを言おうとしない。太った黒人の糖尿病患者を自宅軟禁する大臣もいない。

今後の買い物は、誰かが出て行くのを待ってから他の買い物客が店に入るといったように、かなりの待ち時間が必要になるだろう。私は、腰かけにもなる狩猟用ステッキを買うつもりだ。折りたたみ式の椅子よりも持ち運びが楽だろう。

農家では果物などを収穫する人手がいない。というわけで、陸軍が必要だ。政府から給料をもらっている健康な人々に、夏の間、果物狩りのバイトをするように指示してはどうだろうか？

姑息《こそく》な混乱を引き起こした人々（政治家と公務員）は、年金問題とは無縁だ。彼らは皆、納税者によって支払われた多額の年金を受け取っている。それ以外の人たちは、かなりの苦境に立たされている。政府は大企業に配当金の支払いを停止するよう指示し、何百万もの年金受給者（そしてこれから退職する人）は、世界でもっとも少ない公的年金で生活しなければならなくなるだろう。

２０２０年６月３日

Chapter 6

ガロッシュを着用せよ、なにびとも片足でぴょんぴょんすべし

先日、BBCが発表した「新型コロナウイルスは靴から感染する」という警告は正しかったようだ。英国首相の科学顧問チームである内閣情報通知チーム（Ministerial Intelligence and Notification Team）、略してMINTは、世界を救い、製薬会社の利益を最大化するためには、この新たな脅威を真剣に受け止めなければならないと警告している。

「造幣局」および「怖がる人々に化学薬品を打つための」ビル・ゲイツ財団のニール・ファーガソン教授は、何もしなければ3億人のイギリス人が入院することになり、少なくとも3億7000万人が死亡すると警告している。

ジャーナリストが「イギリスにはそんなに人がいないのではないか」と恐る恐る指摘すると、ファンの間で「数学的モデリング界のエディー・ジ・イーグル」と呼ばれているファーガソン教授は「足からの感染の結果、第2、第3、第4の感染の波が起こり、全人口の150%が繰り返し死滅する計算だ」と答えた。

この驚くべき問題に対処するために、首相の特別顧問であるドミニク・カミングス氏は、1人で委員会を立ち上げ、「皆が歩く代わりに片足で飛び跳ねれば、感染者が半減する」と述べた。「片足で飛び跳ねることで、地面と接触するのは片方の足だけになる」とドミニク卿は言ったのだ。

ＭＩＮＴと呼ばれる政府諮問委員会は、すべての国民が使い捨てのガロッシュ（訳注：靴の上に履くオーバーシューズ）を着用することを推奨している。使い捨てのガロッシュは、家にある古い靴箱や、足の小さい人はプラスチック製の洗剤容器と粘着テープを使って作ることができる。

カミングス卿によると、中長期的には、政府はハンガリーの工場で30億足のガロッシュを製造するという。片足ホッピングや、ガロッシュ着用という法律を守らせるということは、従わない者は片足を切断されることを意味するのだろう。2回目の違反者は2本目の足を切断され、足がなくなってしまうのだ。

これらの規則は64週間有効であると首相は述べ、同時に、国民は今まで通りソーシャルディスタンスやロックダウンにも従うことが求められると付け加えた。同意した国民2人は、お互いに6フィート6インチ以上離れていれば、自分の家の庭で一緒にぴょんぴょん飛び跳ねることができる。上手な跳び方がわからない人は「ホッピングホットライン」にお問い合わせを。

最終的には、20分ごとに石けんと水で足を洗うことが推奨されると思う。「このルールを厳守しなければならない」とカミングス卿は言う。「もし国民が守らない場合、手で歩いたり、膝《ひざ》で這《は》ったりして過ごす人々の間で、非常に多くの死が発生する可能性があります」

そして、ガイドラインの遵守を促すために、政府は新しいスローガンを導入するのだ。

足を洗おう
ガロッシュを履こう
片足で飛び跳ねよう

毎週水曜日の午後7時には、市民は片足で玄関先に立ち、「シュー、シュー、シュー（靴、靴、靴）！」と大声で叫びながら、不要な靴を道に投げるよう奨励される。

国を守りたいと願う市民たちは、ビル・ゲイツ財団が掲げるグローバル・コントロールと世界政府設立の資金を調達するために、ぴょんぴょんと庭を飛び回ったり、階段を上り下りしたりするよう求められるだろう（むろん細心の注意が必要だ）。

もしあなたがこんなことを信じているのであれば、おそらくロックダウンやソーシャルディスタンス政策も同様に意味のあることだと思っているのだろう。きっと随分とお疲れなのだと思うが、残念ながらあなたに希望はほとんどない。

最後に、私の特別なマントラを繰り返すことで、毎日自分を洗脳することをお忘れなく。

政府を信じるな
マスメディアを信じるな
嘘と戦おう

２０２０年６月５日

Chapter 7

通りすがりの観察（2020年6月5日）

昨日の朝、ユーチューブ社は「政府が国民のDNAを盗んで売ろうとしている？（Is This How They Plan to Steal and Sell Your DNA?）」という私の動画を削除した。私は、この動画には事実と未来の評価、つまり予言が含まれていると訴えた。私の仮説と、一見絶望的なファーガソン（数学的モデリング界のエディー・ジ・イーグル）が提示した仮説との唯一の違いは、正確さだ。ファーガソンの仮説は正確でなく、私の仮説は正確だ。それこそが削除された理由だろう。私が苦情を申し立ててから10分後、ユーチューブは動画を復活させた。これでまた「なぜ私の動画を削除したのか？」という動画を作らずに済んだ。まだ1本目をご覧になっていない方は、ぜひともご視聴いただきたい。これは「なぜユーチューブは私の動画を禁止したのか？（Why Did YouTube Ban My Video?）」というタイトルで、言論の自由と報道の自由について述べている（スクリプトは『コロナとワクチン　歴史上最大の嘘と詐欺』第1巻に収録）。私が最後に見たときには、25万800

0回というすばらしい再生回数を記録していた。

アメリカでの黒人死亡事件を受けてのデモは理解できるし、善意の人々であふれていることは間違いないが、私はこういった人々がかえって当局の望むことをしているのではないかと懸念する。つまり、生存と自由のための世界的な戦いから注意をそらしているのだ。

私たち全員が一緒に戦わなければ、全員が一生奴隷になってしまうだろう。私は冗談を言っているのではない。イギリス全紙の一面を飾ったマクカーンのエピソードも（訳注：2007年にポルトガルで行方不明になった英国人女児マデリン・マクカーンちゃんを殺害した容疑者が特定されたというニュース）意図的に注意をそらすためのものだったようだ。大きな戦いに勝つチャンスは一度しかない。予想通り、レーシングドライバーのルイス・ハミルトンは、アメリカでの黒人殺害事件に抗議した。彼は、事件の後に起こった出来事にも怒りを覚えたと言う。だが、介護施設で何千ものイギリス人（白人も黒人も）を死に至らしめた出来事に対しても、少しは怒りを感じてくれないだろうか？　もし、ハミルトン氏が本当に社会向上に貢献したいのであれば、イギリスに戻って所得税を支払うことで、もっと多くのことができるだろう。ハミルトン氏の莫大な収入にかけられる税金は、何人もの看護師や警察官を雇うための費用になるに違いない。ハミルトン氏は長年租税を回避しており、1650万ポンドのジェット機を購入しても税金を払わずに済んだことで有名だ。しかも、ハミルトン氏は、英領ヴァージン諸島にある会社とマン島にある会社をタックスヘイブンとして利用したとされている。私の考えでは、タックス・エグザイル（租税回避者）であり、税金を払わないように努力している人は、社会問題についてコメントする権利がないと思う。

先日、妻のアントワネットと買い物に行った。周りには他の買い物客がたくさんいたが、嬉《うれ》しいことに、マスクも手袋も見なかった。ソーシャルディスタンスもなく、私たちは皆、普通に移動できた。アントワネットによると、フロアにはいくつかの矢印サインがあったそうだが、残念ながら私は気づかなかった。もし気づいていたら、わざと無視することができたのに。

緑の党は、もし経済を回復させようとするならば、気候変動の狂人たちを満足させるような方法で、あらゆる努力をするべきだと要求している。そうなれば、私たちにはまったく希望がなくなり、何百万もの人々が一生職を失い、何十万もの人々が死ぬことになる。緑の党には、傲慢で、愚かで、心が狭い、という3つの性質がある。彼らはまたしても、「自転車用ヘルメットにカメラをつける」といったくだらない主張をしている。

真実を広めるために、何でもいいから行動してほしい。動画を共有したり、私のサイトを宣伝したりしてほしい。新型コロナウイルスが21世紀版のペストだと信じて怯《おび》えている人たちをなだめてほしい。私のユーチューブチャンネルやサイトに購読料や広告はない。Tシャツやおしゃれなマグカップを売りつけないとも約束する。しかし、ときどきは自分の本について触れると思うので、あなたが本を買ってくれたなら、アントワネットと私は、たまにおいしい食事ぐらいはできるかもしれない。

ＢＢＣは、北アイルランドでの新車販売台数が5月に97％減少したことを（驚いた様子で）報じた。なぜ驚くのだ。私が驚いたのは、むしろ１００％でなかったことだ。ショールームがすべて閉まっている中、いったい誰が車を買えるというのだ？（私たちが新車を買ったのはロックダウンが始まる2日前だった。夢のような車で、約3か月間で今のところ１７５マイルを走行している）

ロックダウンが少し緩和されたとはいえ、私たち夫婦はほとんど外出しない。家と庭がとても広いため、ある意味「島」に住んでいると言える。門から外に出るには労力が必要だ。私たちは生まれながらの世捨て人であり、気をつけないと完全な世捨て人になってしまうことを自覚している。イギリスだけでも数百万の世捨て人がいるのではないだろうか。

報道によると、ファーガソン教授（別名：ロックダウン教授、またはパンツダウン教授）は、上院特別委員会で、スウェーデンが新型コロナウイルスの抑制においてイギリスとほぼ同じ結果を達成したと認めたそうだ。だが、スウェーデンのほうは、ロックダウンやそれに伴う健康、社会、経済の問題を生じさせていない。

ＭＩ６（イギリス秘密情報部）の元長官であるリチャード・ディアラブ卿は、新型コロナウイルスが中国の科学者によって人工的に作られたことを示唆する科学的報告書を見たと発言した。ドナルド・トランプやＣＩＡも同じことを言っている。では、なぜ私たちはこの報告書を見せてもらえないのだろうか？

授業を再開してもいいはずなのに、全小学校の半数近くが6月1日時点で再開していない。これは教師のせいなのか、親のせいなのか？　親が子どもを学校に行かせなかったのは、ウイルスを恐れたからなのか、それとも（もっと可能性が高いのは）、教師がマスクや手袋、医療用スモックを身につけているような恐ろしい環境に子どもを送り込みたくないと思ったからなのか？

英国政府は、科学的根拠がまったくないのにもかかわらず、旅行者に検疫を導入した。私は3月に、政府がこのリスクを真剣に考えるならば、国境を封鎖すべきだと提案した。現在の検疫計画は何マイルも遅れを取っており、役に立たない。それどころか観光産業、航空産業、そして経済のあらゆる分野に打撃を与えるだろう。

2020年6月5日

Chapter 8

どうしてこんなことに?

2月28日に、私がサイトで最初に発表した「新型コロナウイルスの騒動は大げさである」という見解にドイツ政府が同意してくれたことを嬉しく思う。しかし、(私が同日に発表した)「隠された意図があったのではないか」という見解に同意するまでには至っていないようだ。

私は、2月28日の記事で述べたことや、5月中旬に録画した最初の動画「コロナウイルスの恐怖:世紀のデマ」でお話ししたことを今でも忠実に信じている。政府の閣僚やアドバイザーの中で、このように言える人は何人いるだろうか?

今、私たちはどのような状況にあるのかを見てみよう。現在、イギリスは2つの国に分断されている。ある人たちは、何か汚い隠された意図があると信じ、ロックダウンやソーシャルディスタンス政策はナンセンスだと考えている。一方で、哀れなほど従順で、精神的に弱ってしまい、約束されたワクチンを待っているだけの人もいる。彼らはワクチンが届けば、リスクがあろうとなかろうと、真っ先に列に並びたいと願うだろう。失礼な言い方かもしれないが、多くの人々が政府のフェイクニュースの嵐に脅かされ、圧倒され、ゾンビのようになってしまったのではないかと思うことさえある。もし、聖ヴィトゥスが現れたら、哀れな人々は地の果てまで彼の後ろで踊るだろう。ハーメルンの笛吹き男がウイルスから守ってくれるなら、どこへでもついて行くだろう。

というわけで、我々は今どこにいるのか、そして2月末から何が起こったのかを冷静に見つめ直す時期に来ていると思う。その間にすべてが変わり、習慣の生き物である私たちは、しがみつくことのできる新しい習慣を必死に探している。

英国中のGP（訳注：NHSとの契約に基づき医療サービスを提供している総合診療医のこと。イギリスで病院の診療を受けるには、まずGPの診療を受ける必要がある）が3月に診療所を閉鎖し、多くのGPが電話やビデオ通話による診察のみを行っている。しかし、電話の向こう側から胸の音を聞いたり、耳の痛みを調べたり、腹部を触診したり、乳房のしこりを調べたりすることができるのかは誰も教えてくれない。私がGPだった頃と比べて、医療技術は格段に進歩しているのかもしれない。あるいは、多くの診断が見落とされ、多くのGPが今後数年間、法廷で医療ミス裁判から身を守るために戦うことになるかもしれない。ビデオ通話で患者を診断するのは、電話を使うのと大差ない。GPは患者を直接見なければならない。患者を理解し、診断するためには、見た目、直感、信頼関係、そして匂《にお》いも重要だ。

眼鏡店や歯科医院は事実上閉鎖されているが、歯科医院は緊急治療を今か今かと待っている膨大な数の患者に対応するために間もなく再開する予定だ。何百万本の歯が不必要に失われることになるのだろうか？　ロックダウンのために何人が視力を失うのだろうか？　それを知る人は誰もいない。

国内の病院はほぼ閉鎖され、ほとんど人がいない。調査によると、現在約240万人のがん患者が、手術、化学療法、放射線療法、検診、マンモグラフィーを待っている。医療機関を受診したり、999［緊急ダイヤル］や111［NHS］に電話をかけたりする患者は、呼吸器系の症状があるかどうかで分類される。呼吸器系の症状がある患者は、それが典型的な症状であることから新型コロナウイルスに罹患《りかん》しているとみなされる。病院では隔離室に入れられ、コロナ以外の診断はほとんど無視されることになる。治療プログラムの精査や監督は行われない。

美容院はもうすぐ再開するが、地元の病院では理学療法科がいつ再開するかわからないと発表している。教会は先が見通せないからと閉鎖されたままだ。ソーシャルディスタンスをとがめるような信徒がほとんどいないという事実は、まったく情けなく、まったく恥ずかしいことだ。精神的な安らぎや癒しを求める人は、教会がなくても何とかなるのだろう。

ソーシャルディスタンスやロックダウンに関する規則は、無茶苦茶と言っていいほど複雑で、ほとんど誰も理解していない。政府のあるアドバイザーは、3フィート離れていれば大丈夫だと言ったが（実際には1メートルと言ったが、私はメートル法を採用するつもりも、これから使うつもりもない）、他の2人は6フィート6インチ離れていなければならないと言った。専門家のはずの世界保健機関（WHO）は、3フィートあれば大丈夫だと言った。欧州疾病予防管理センター（ECDC）も同様だ。6フィートとちょっと離れなくてはならないということは、カフェ、パブ、レストラン、映画館、劇場、その他あらゆる場所が機能しなくなる。つまりは、どのくらい離れていたほうがいいのかを示す科学的根拠がないようだ。

唯一、科学的と言えるのは、咳やくしゃみの飛沫《ひまつ》が24フィートも移動できるという事実だが、誰もそんなことは教えてくれない。軍隊が6フィートという数字を好むのは、そのほうが識別しやすいからだという証拠がある。

政府は、70歳以上の高齢者でなければ、6人までなら友人や隣人が庭に入ってもよいとしている。スコットランドの場合は、8人の友人や隣人を招待できる。ウェールズでは、

2世帯の友人を招待することができる。もし大家族であれば、20人以上の人が集まることになるだろう。しかし、このような楽しいイベントは、すべて屋外で行われなければならない。訪問者が家の中に入れるのは、庭に行くためか、極端な話、トイレに行くためだけだ。友人には、我が家への訪問前に自宅のトイレに行っておくように警告し、トイレに行く必要性を減らすようにしなければならない。雨が降ってきたらどうするのだろうか？「屋外で集まらなければならない」というルールを守った結果、みんなでびしょ濡れになって、肺炎にならないことを祈るしかない。奇妙なことに私の知る限りでは、温室、庭の納屋、丸太小屋、石炭庫などに避難することを禁止する公式見解は出ていない。

入国者は2週間検疫を受けなければならないので、航空会社も観光業も何もかもが破綻してしまう。もし、こんなバカげたルールを気にする人がいるのなら、正気かどうか心配になる。混乱はイギリスだけではないようだ。アメリカのある地域では、浜辺に座るのは禁止だが海で泳ぐのは許可されており、別の地域では浜辺に座るのは問題ないが海で泳ぐのは禁止されている。もし、政府の誰かがルールをきちんと理解しているなら、アプリを作成して観光客や政府のアドバイザーに対して、何が許されて何が許されていないのか説明してくれるはずだ。

ドイツでは、警察がマスクを着用していない男性を逮捕したが、その警察官はマスクを着用していなかった。また、マスメディアが政府の広告で買収されていたことが明らかになり、今や政府はフェイクニュースの公式の発信源となっている。賢者は二度と新聞を買わないだろう（当然ネットでも読まない）。

ＢＢＣが国民を裏切ることは予想していたが、タブロイド紙は違う。私は20年間、全国紙４紙にコラムを書き、雑誌や新聞に約５０００本の記事を書いてきたので、これは非常に悲しいことだ。

陪審員が放棄されたため、犯罪者はじっと座っているだけの体制側の回し者に裁かれるようになった。政府は、イギリスで起きている事実を公開したり、起きていることを批判したりすることを違法とする法律を導入しようとしている。罰則はさらに厳しいものになるだろう。

学校の教員たちは、驚くべき無知を呈している。自分たちに危険を及ぼすのは、子どもたちではない。あるとすれば、他の教員たちなのだ。それにもかかわらず、教員たちは古い教会から6トンのアスベストを除去するときに着るような防護服を着ている。インフルエンザにかかりたくなければ、他の職員たちを避けるべきだ。今のままでは、子どもたちは一生の恐怖と傷を負い、不必要なトラウマから立ち直ることができない。

買い物客は入場制限のため、雨の日でも晴れの日でも、誰かが帰るまで外で待たなければばならない。世界の一部の地域では、買い物客が霧状の生理食塩水を吹きかけられる特別なシャワー室を通らなければならないそうだ（もちろん、霧状の水を噴霧することは、レジオネラ症が広がる方法でもある）。アパレルショップであれば店内で商品を見たり試着したりすることはできない。カフェやトイレもない。

インターネット界では、情報戦担当の英国陸軍の第77旅団が、国内の納税者に目を向けているようだ。現在、3000～4000人の英国兵からなる特別部隊が、フルタイムでソーシャルメディアの情報を削除している。予備役として約2万人の「キーボード・ウォリアー」がいるとも言われている。軍隊は「内閣府緊急応答部隊」と協力して反対意見を駆逐している。まさにゲッベルスたちの得意分野ではないか。軍隊が最近のニュースを実質的に変容させてしまうというこの気晴らしに、我々は感謝すべきなのだろうか？

インターネットから何を削除するか決めているのは、軍隊なのだろうか？　それとも軍隊は命令に従っているだけなのだろうか？　いずれにせよ民主的な行動とは思えないが、しかし、私たちはもはや民主主義の中には生きていない。国民は、政府の嘘がまかり通るよう、真実を壊すために兵士にお金を払っているようだ。

これが「ニューノーマル」だと言われ続けているのである。なんてひどい言葉だろう。これが新しい人生のあり方なのだろうか？　受け入れたいと思える「ノーマル」ではない。

ノーマルとは、法を守る正直な人々が、コンテンツの投稿を禁止されたり、悪者にされたり、投獄されたりすることなく、自分の考えを述べたりすることができる世界のことだ。政府に疑問を呈する者が反体制派、破壊者、陰謀論者とレッテルを貼られるような世界のどこが普通なのだろうか？　私たちを守るために雇われているはずの何千人もの兵士が私たちの発言を検閲し、政府が流すフェイクニュースが広がるように真実を削除し続ける日々のどこが正常なのだろうか？

現在、国民の半数近くが何らかの形で政府から給料をもらっているが、政府がお金を配るのをやめれば、多くの人が失業してしまう。租税を回避する億万長者は、納税者からお金を浴びるほど与えられているので、ビジネスを維持するために自分のお金を使わなくて済む。それが普通なのか？

実際のところ、感染症はどれくらいひどいのだろうか？　頭の良い医師の多くは、私に同意してくれている。政府（特に英国政府）は、異常な対策を正当化するために、死者数を意図的に誇張しているのだ。

今日の死亡者数がどうであろうと、そのうちの3分の1は、老人ホームや介護施設で不必要に、そして犯罪的に殺された高齢者と言える。それ以外の患者の半分から3分の2は、いずれにしても基礎疾患で亡くなっていただろう。大部分は、新型コロナウイルスが直接の死因ではなく、〝新型コロナウイルスを取り巻く影響〟で死亡しているので、公表されている死亡者数はかなり誤った数字であるとわかる。というのも、そのほとんどが80歳以上の高齢者で、とても体が弱っていたからだ。

このようにして、正しい死亡率を通常のインフルエンザ（イギリスでは、最悪のケースだと5万人に達することもある）の死亡率と比較してみるべきだ。世界におけるインフルエンザの死亡者数は、60万人を超えることもある。私は3か月前から指摘しているが、純粋な新型コロナウイルスによる死亡総数はそれに近い値にはならないだろう。

つまり、コロナの危険性は通常のインフルエンザと同じくらいで、おそらく最悪のインフルエンザほど危険ではないというのが唯一の結論である。過去の実績から数学的モデリング界のエディー・ジ・イーグル（ただし、遊び心や愛国心はない）と呼ばれ、その計算結果がロックダウンの引き金となるという度重なるヘマをやらかしたファーガソンでさえ、今ではスウェーデンにならい大規模なロックダウンをしないほうが良かったと認めている。

正直なところ、感染対策のアドバイザーを探していた政治家が、ファーガソンの過去の実績を見て、6000万の人口の中から選抜リストに彼の名を挙げたとはにわかに信じがたい。

ファーガソンは地球上でもっとも無能な科学者だろうか？　私は彼が無能であることに

一票を投じる。彼の経歴については『コロナとワクチン 歴史上最大の嘘と詐欺』第1巻でも述べたので、もしそれが自分の経歴だったら恥ずかしいとだけ言っておく。

同志ボリスはファーガソンを雇ったときに、彼の実績を知っていたのではないだろうか？　もし「物事台無し賞」があるとすれば、優勝は同志ボリスだ。もちろん、彼が誰かの命令に基づいて行動していたのでなければの話だが。

失礼なことを言いたくはないのだが、ロックダウンやソーシャルディスタンスを押し付けられ、警察国家に住んでいるのは、インフルエンザと同等の新型コロナウイルスから身を守るためだと本気で考えているのなら、愚かだとしか言いようがない。国会議員、BBC、その他のハッカー、ジャーナリスト、自暴自棄になった有名人、そして約2000万の騙されやすい人々だけが、21世紀版ペストに脅かされているといまだ信じている。

答えの無い疑問が次々と湧いてくる。オックスフォード大学の疫学教授であるスネトラ・グプタ博士は「新型コロナウイルスによる死亡率は0・01％から0・1％であり、インフルエンザと変わらない脅威である」と報告している。なのに、なぜ私たちはまだ世界を壊そうとしているのか？

イギリスが世界最悪の死亡率を記録し、社会的にも経済的にも最悪の結果を招くことになった場合、誰がその代償を払うことになるのだろうか？　なぜ専門家たちは、新型コロナウイルスにかかる可能性のある人数と、それによって死亡する可能性のある人数を区別できないのだろうか？

ボリス・ジョンソンは本当にコロナに感染していたのだろうか？　だとしたら非常に便利な病気である。だが、報道されていたとおり、彼は本当に病気だったのだろうか？

ワクチンを義務化して販売し、政府に近い人たちが大金を得るためだけに、あらゆることが操作されているというのは本当だろうか？

私たちが木曜日の午後8時に聞いているあの音（拍手運動の音）は、弁護士たちがニマニマと手をこすっている音なのだろうか？　もし訴訟が起きたら、ファーガソンとインペリアル・カレッジは、この記念すべき騒動の支払いのために、ビル・ゲイツ氏が用意した以上の資金を必要とするだろう。

介護施設で死んでいく何千人もの高齢者のことを考えてみてほしい。私たちは史上最大の殺人事件の裁判を見ることになるのだろうか？

政府には愚かな連中しかいないのだろうか？　その可能性は十分あるが、愚鈍であることを証明するためだけにＩＱテストを受けることはしないでほしい。カミングスが政府のブレーンと言われていることからも、彼らの知能指数は推察できる。

イギリスは今、地球上でもっとも病んでいる国だ。説明を求めても、疑問は尽きない。誰が政府を買収したのか？　次に何が起こるのか？　これは科学でもなく、単純な政治の問題でもない。つまり、お金と支配が絡んでいるのだ。

この騒動は、ロックダウンの継続を願う人たちと、今すぐにでも終了すべきだと願う人たちの間で内戦を引き起こすための計画なのだろうか？　私にはわからない。このことがSF小説として書かれていたら、誰もがフィクションと思うような話だ。政府の人間が己を恥じることはないし、そんなことはありえないと思う。私たちは、最悪の事態を常に想定しなければならない。

確かなことは、この状況を生き抜くのは、戦争を生き抜くよりも過酷であるということだけだ。爆撃されることはないだろうが、戦争では少なくとも敵が誰であるか、何が起こっているのか、そして最終的に何が起こるのかを知っている。

今日、真実を見ることができる者たちは、あたりを見渡して、恐怖にひれ伏し、服従させられている国民の狂気に困惑しているはずだ。

私はもはや、政府やメディアから言われたことは何も信じない。私が作った3フレーズからなるマントラを思い出してほしい。

政府を信じるな
マスメディアを信じるな
嘘と戦おう

疑心暗鬼になるのは、賢明で健全な唯一の状態なのだ。抗議活動をしている人たちは、自由と民主主義の痕跡を救い出そうとしている抵抗運動のメンバーと言える。

イギリスはかつてすばらしい場所だった。今は違う。今ではどの国よりも弱くなってしまった。誰もこの国に来ようとは思わないだろう。そして、ここに住んでいる人は皆、海外に行きたいと思っているだろう。

最終的には、誰かがこの代償を払わなければならない。その間、私たちはこの戦争に勝たなければならないし、勝つことができるし、勝つことだろう。今の状況は、私たちの生涯でもっとも重大な戦争だと考えなければならない。

2020年6月6日

Chapter 9 現金決済を死守するための戦い

先日、面白い出来事があった。

ある店に立ち寄ったときのことだ。店内にはすでに2人先客がいたので、入るのに列に並ばなければならなかった。正直なところ、あまり面白いものでもなかった。というのもその店は、本屋でもアンティークショップでもないし、昔はがらくた屋と呼ばれていたけれど、今は店主の気まぐれでお上品な名前で呼ばれるようになった素敵な店でもない。

その店はただの青果店だった。キャベツ、にんじん、じゃがいも……とありきたりな品揃えの店だ。そして、クルミ。人家の庭の木に棲《す》みついて巣作りをするリスたちはクルミが大好きだ。映画館や劇場、レストラン、パブ、アミューズメント施設、ボウリング場などが閉鎖に追い込まれた今、人々はリスがクルミの殻を割って中の実を美味しそうに食べている姿を見るだけで、ワクワクしたり満たされた気分になったりしている。皆、できる限りの高揚感をできる限りの場所で味わっているのだ。

ともかく、私は青果店にいた。強盗を働くつもりもなかったのでマスクはつけていなかったが、パナマ帽はかぶっていた。パナマ帽は日差しや雨、カモメから身を守ることができるので、マスクよりもはるかに役立つ防護具なのだ。

最近は人との距離を保つよう言われているので、床に示された線の後ろに立っていた。法律で定められた距離を保ちつつ、手を伸ばせばカウンターに届くくらいの位置にいた。私は商品をカウンターに置き、ポケットから財布を取り、1枚の紙幣を抜き出した。レジ係の女性は、まるで私が安全ピンを抜いた手榴弾《しゅりゅうだん》を今にも手渡そうとしているかのような目で私のことを見つめた。彼女はビニール手袋とマスクを着用していたが、帽子やゴーグルはしていなかった。足元は見てないが、防護靴を履いていたのかもしれない。

「現金払い?」と彼女は言った。私は「そうです!」と元気よく答えた。変な質問だと思ったが、今は変な時代だから特に気にしなかった。すると彼女は文句を言ってきた。「みんな現金を渡してくるわ。続けざまにあなたで3人目よ」私は「それは良かったね」と言って彼女に紙幣を渡した。すると彼女は説教じみた口調で「カードで支払うべきよ」と言ってきた。そして、まるで今にも爆発しそうな手榴弾を扱うかのように親指と人差し指で紙幣をつまんだ。爆弾処理班ですらここまで大げさにピンのない手榴弾を扱わないだろうと思えるような扱い方だった。彼女は紙幣を急いでレジにねじ込み、お釣りの小銭を投げ捨てるかのようによこした。

お会計を済ませると彼女は言った。「現金払いは違法にすべきよ。お金は汚れてるしウイルスをまき散らすわ。お金が人を殺すのよ」

私は彼女を安心させようとした。本物のお金には虫がつくことは昔から知られていたが、お札を食べさえしなければそれほど危険ではないことを教えてあげた。手を洗えば虫はいなくなると。だが彼女は何の安心感も得られなかったようだ。政府の洗脳テクニックと主流メディアが流すフェイクニュースを信じ、怯えていたのだ。たとえ1時間かけて説得したとしても、その恐怖心を和らげることはできなかっただろう（皮肉な話だが、最近のフェイクニュースの主な発信源は政府だ。主流メディアは、インターネット上のニュースより危険なフェイクニュースを拡散している。新聞には、タクシー運転手が客から受け取った紙幣により新型コロナウイルスに感染したとされる記事が載っていたが、いったいどうやって感染源を突き止めたのだろうか？）。

現金を社会から排除することは、当然ながら政府の隠されたアジェンダの1つであり、その陰謀を実現させるという夢はもうすぐ叶うだろう。キャッシュレス社会は実現しつつあるからだ。

例えば駐車場では、ドライバーに何らかのアプリを介した支払いを強制する機械を設置する自治体が増えている。政府はもうこれ以上、現金での支払いを国民にさせたくないのだろう。

私は自治体が運営する駐車場が嫌いだ。嫌いな理由は、支払い前に機械に車のナンバーを入力させられるからだ。私は車のナンバーをいちいち覚えていないので、支払いをする前に毎回、苦行のごとく車のあるところまで行ってナンバーを書き留め、再度支払い機まで戻ってこなければならない。そして支払い機の前での行列は必至だ。

車のナンバー入力が必要な理由は2つある。1つ目は、誰がどこにいるかを把握するためで、ドライバーが家にいないことがわかれば、誰かを家に送り込んでテレビを盗ませることだってできる。2つ目は、もしパーキングチケットの制限時間がまだ残っていたとしても、到着したばかりの他のドライバーに「善良な市民」がチケットを譲ってあげることができないようにするためだ。すごく意地悪だと思わないだろうか？

そろそろ話を戻そう。キャッシュレス社会なんてちっとも楽しくないと思う。抜けた歯を枕元に置いて眠っても、「歯の妖精」は6ペンスのコインに取り替えてくれないだろう。ホームレスに数ポンドをあげたとしても、彼らはリサイクルショップで中古の靴やジャケットを買うことも、安物のワインを手に入れることもできない。誕生日カードにピン札を挟んでもらうこともなくなるし、貯金箱に小銭を貯める楽しみもなくなってしまう。大好きなおばあちゃんから半クラウン銀貨を握らせてもらうワクワク感もない。手袋をはめたホテルのドアマンにチップを手渡すことも、ありふれた街角や地下鉄の駅を活気づけてくれる大道芸人の帽子に小銭を投げ入れることもなくなる。ゲームセンターでは小銭が使えないし、願い事を叶えてくれる井戸に投げ入れる小銭もない。幸せを願い、ローマのトレビの泉に背を向けて放り込むコインもない。

キャッシュレス社会は、こういったさまざまな理由をふまえると、つまらないものになっていくだろう。電子マネーで支払いをするのは楽しくないし、電子マネーを渡す相手がよく知らない人だったり信頼できなかったりする場合はリスクもある。

それに対して現金は、子どもがお金の価値を学ぶのに役立つし、現金で支払うことは、人々が借金をするのを防いでくれる。一方でクレジットカードは、借金に拍車がかかってしまい、コントロール不能に陥ることもある。

先ほどの青果店のレジ係は、私が渡したプラスチック製の20ポンド札（訳注：イギリスでは2016年からプラスチック（ポリマー）製の紙幣を新たに導入し始め、既存の紙製紙幣は廃止されつつある）に殺されるのではないかと恐れおののいていたが、それは間違いであり、そう思い込むように操られていたことに気づいてなかったのだろう。

また、クレジットカードやデビットカードを使うことで、政府は私たちの行動を逐一追跡することができるし、カード会社は私たちがカードで購入したものすべてを記録することができる。例えばスーパーマーケットでカードを使うと、あなたが何を買ったかという情報を正確に得ることができる。知り合いの女性の話だが、彼女は週に一度の買い出しでタンポンを買うのをやめた途端、ベビー服やベビーカーの広告攻めに遭った。彼女の夫は、なぜメールアカウントを通じて（夫婦共有のアカウントだった）、自分が父親になろうとしていることがわかったのか知りたがっていた。

現金はお金そのもののリアルさや重要性を感じさせてくれるが、カードは無駄遣いや持続不可能な債務を助長してしまう。現金は盗まれる可能性があるのも事実だ。だが盗まれるのは財布の中にある現金だけだ。カードを失くしたら、有り金すべてを失うだけでなく、実際には持っていない金までも借金として負わされる羽目になる。銀行詐欺は増加しており、笑い事では済まされない。過失があるわけでもないのに、詐欺師に銀行口座を空っぽにされてしまうのは、あまり楽しめたものではない。

最終的に銀行は、コンピューターのキーをたった数回打つだけで、あなたのお金の流れを数秒のうちに遮断できてしまう。もしあなたが銀行を非難して、トラブルを引き起こすような発言をしたら、銀行はあなたを黙らせるためだけの目的で、口座の凍結や解約ができるし、そうするだろう。もしあなたがソーシャルディスタンスのルールに従わなければ、あなたを一晩で無一文にしてしまうことだってできるのだ。

私が大げさに騒いでいるとでも？　彼らがそんなことをするはずがない？

次世代の電力メーターであるスマートメーターについても話をしよう。あのバカげた小さい機械の設置を電力会社に許可しているのは、あれを信じて疑わない、無知で正直すぎる人だろう。時代の最先端を行く英国エネルギー・気候変動省（現ビジネス・エネルギー・産業戦略省）は、もし皆がスマートメーターを設置すれば、電気を使いすぎたときには電力の供給を停止し、電力消費が控えめになったときにだけ電力供給を再開できると自慢している（どのくらいの量が「使いすぎ」になるのかを誰が決めるのかはわからないが）。つまりスマートメーターがあれば、あなたが不適切なメッセージをインターネット上に掲載した場合、彼らはあなたへの電力供給をストップすることができるし、電話や無線LANも遮断できてしまうということだ。

だが、スマートメーターを取り付けるよう説き伏せてくるときには、こういった情報は伝えられず、「年間で9ペンスの節約になる」と言ってくるだけだ。

ということで、今後、現金払いを受けてくれない店があったら、商品をレジカウンターに置いて「現金が使えるところに行きます」と伝えよう。それが反撃する唯一の方法だからだ。できる限り現金で支払うようにしよう。

2020年6月7日

Chapter 10

通りすがりの観察（2020年6月8日）

アントワネットは［マスク不要、握手OK、ハグ大歓迎］という看板を出している店の写真を見つけた。いいことだ。ここの店主は世界中の店主のお手本だ。

マイナス金利時代がもうすぐやってくる。これは、預金者がお金を銀行に預けるために、お金を払わなければならないということを意味し、まったくの愚行だ。一生懸命働いてお金を貯めた何百万という人々が、こんなことならお金を使ってしまえばよかったと確実に後悔するだろう。これは国民の自立性を破壊するための新手の策略なのだろうか？

ワクチン接種の評価や安全性に疑問を抱く人々に対する世間の嫌悪感は非常に大きく（またワクチン推進派によって組織化が確立しているため）、私の小説『真実の殺害（The Truth Kills）』は、登場人物の1人（若い女性医師）が物語の中であえてワクチン接種に疑問を呈したという理由で攻撃を受けている。架空の人物の意見に世間が批判の集中砲火を浴びせることのほうがむしろ心配だ。

ウイルスは、出回れば出回るほど弱毒化する傾向がある。だから国民を外出禁止にしたり、学校を閉鎖したりしてもウイルスは弱毒化しないのだ。もし、もっと多くの若者が新型コロナウイルスに感染していたら（通常、若者にはあまり害を及ぼさないウイルスだが）、高齢者や感染のリスクがある人の死者数は劇的に減っていただろう。

日光浴や公園での座り込みをやめさせるために人々を家に閉じこめたり、逮捕したりしたのは犯罪級のミスだ。私たちの体には、ビタミンDの生成を促すために日光浴が必要だ。ビタミンDは、風邪やインフルエンザの原因となるウイルスから体を守る働きがある。つまり、外出を制限したことで伝染病を深刻化させてしまったのだ。政府の不条理な政策は、またしても多くの命を奪ってしまったようだ。

スコットランドでは、病院よりも介護施設で新型コロナウイルスに感染して亡くなった人のほうが多い。ユダヤ教の礼拝堂、シナゴーグでは聖歌を歌うとウイルスが拡散するという理由で、歌うことが禁止されている。大声で叫ぶのが禁止されるのはいつになるだろうか（悪くない考えだが）。会話が禁止されるのはいつになるだろうか？

イギリス人の半数が、自宅軟禁中に酒を飲む量や、飲む日数を増やした。

手洗いばかりしていると水が足りなくなる。この大規模な自宅軟禁の期間中、水の消費量は4分の1も増えた。今年の夏には給水制限が行われる可能性だってある。

英国政府による自宅軟禁のせいで、離婚の問い合わせは42％も増加した。また、多くの店（本屋を含む）が、ただ見るだけの冷やかし客の入店禁止を発表した。ほぼ確実な予測だが、冷やかし禁止の店は生き残れないだろう。さっさと店じまいして乗り切ったほうがいい。

コラムニストのフレディ・グレーは、アメリカ大統領候補のジョー・バイデンについて、「多くの高齢者と同様に、彼もハイテク機器に相当苦戦しているようだ」と書いている。老人差別はなくならないのだろうか？　グレイ氏だって「多くの女性と同様に、彼もハイテク技術に相当苦労しているようだ」とは言わないだろう。

２０２０年６月８日

Chapter 11 マスクの是非を問う

新型コロナウイルスから身を守るためにマスクを着用すべきかどうか、これについては世界中の誰もが戸惑っているようだ。政治家とメディアに露出している、いわゆる専門家と呼ばれる人たちの意見は「マスクをしても何も良いことはないが、とにかくマスクをすべきだ」と「マスクは非常に役立つが、着用する必要はない」に大きく分けられる。事実や研究結果、あるいはその類いに縛られることがないコメンテーターが好き勝手に意見を発信し、医療問題についてほとんど知識のない政治家が定期的に反対意見を発信している。彼らはdiarrhoea（下痢）というスペルさえ書けないだろうに。

この混乱を主導しているのは、高給取りの医師や専門家を大量に抱えてマスク着用問題を調査している世界保健機関（ＷＨＯ）だ。実際、彼らの混乱っぷりは収拾がつかないので、私のほうがますます混乱してしまった。ＷＨＯは当初「健康な人は、新型コロナウイルスへの感染の疑いがある人の世話をする場合にのみマスクを着用する必要がある」と言っていたが、のちに立場を変えたのだ。科学的な事実は何も変わっていないはずなのに。その理由については、別の動画で説明する。

どこの国の政府も一様に混乱しているが、政治家たちは皆、この問題には確固たる見解を持っているようだ。だが、そういった意見は、実はこの手の話題に詳しい行きつけの理髪店の店主や、なじみの小売店の女性店員からの受け売りだったりする。

病院や医師も混乱しているようだ。「マスク着用は良いことだから皆、常につけるべきだし、風呂に入るときでさえも着用すべきだ」と考える病院スタッフが1000人いたとしたら、私は逆に、マスクは役に立たないとか、危険だとか、あるいはその両方だと考える病院スタッフを1000人探し出せるだろう。

奇妙なことに、新型コロナウイルス蔓延《まんえん》下のマスクの使用に関する研究は行われていないようだ。にもかかわらず、世界中でマスク産業は好況に沸いている。新たに開発されたワクチンの研究に取り組んでない人たちがマスクを作っているのだ。

家にある不要品を使ってマスクを作る方法を説明した動画や本もある。使い古したブラジャーのカップを使えば、素晴らしいマスクを2つ作ることができる。肩ひもは、耳や後頭部にかけるおしゃれなループになる。もちろん、マスクに適しているかどうかはブラジャーのサイズ次第で、Jカップくらいの巨大なサイズだと、たいていの人にはサイドが余って緩いだろうし、毎日新しいマスクをつけたい人には大量のブラジャーが必要だ。

こうした混乱のさなか、英国政府は、公共交通機関を利用する際には、国内にいる人全員が6月15日以降はマスクを着用しなければならないと発表した。14日はマスクなしで公共交通機関を利用できるのに、15日からはマスクが必須だなんて、きっと政府はその日になったら急にウイルスが危害を及ぼすようになると知っているからなのだろう。スコットランドやウェールズの規則がどうなっているのかはわからないが、どちらもイギリスからは独立していることを示そうと（訳注：ウェールズやスコットランドはカントリーという位置付け。権限の委譲による自治権はある）躍起になっているので、イギリスとは異なる規則になるはずだ。もしマスクが必須にならないなら、イングランド地域外に出る列車に乗れば、帰ってくるまではマスクを外せるだろう。

まだ法律で決まったわけではないが、店や公共の施設、オフィスに入るときにもマスクが必要になるかもしれない。警察官向けには決まったルールはないようだが、そこは特に問題にはならないと政府は言っている。だが、それだと警察が望むような厳格なルールになっておらず、この混乱が裁判にも波及することが目に見えている。

英国政府は、イングランド地域だけを気にかけているように思える。政府は以前、マスクを着用しても着用者をウイルスから守ることはできないが、着用者が無症状感染者だった場合は他人を守ることができると認めている。さらに、2歳未満の幼児、マスクを適切に扱うのが難しい人、マスクをすることで呼吸が困難になるような呼吸器系の疾患がある人は着用しなくてもよいと付け加えた。つまり、喘息《ぜんそく》や花粉症、肺気腫、気管支炎、タバコの吸いすぎによる咳など、少し息苦しい人はマスクをしなくてもいいのだと私は解釈している。私は花粉症で苦しんでいてときどきゼーゼー言うことがあるので、残念ながら着用できない。もし警察官に呼び止められたら、「ときどき、胸のあたりに違和感が出るのでマスクをつけられません」と書いた小さなメモを見せようと思う。公衆の面前では、マスクをしていないと、マスクをしている人から嫌がらせを受けたり、罵倒されたりするリスクはあるかもしれないが、それは覚悟の上だ。

精神疾患がある人には、何にせよマスク着用を求めるべきではない。認知症の人が除外リストに載っているかどうかはわからないが、彼らも対象から外されるべきだ。読唇術に頼る聴覚障害者は明らかに悪影響を受けるが、このことを気にかける人はいないようだ。皮膚疾患がある人は、(特にマスクをバイオ洗剤で洗った場合)、マスクのせいで湿疹《しっしん》や皮膚炎などの症状が出るかもしれない。とりわけ、入院中の患者がベッドで寝ているときは、マスクを着けるべきでないと私は考えている。症状によっては吐いたものを吸い込んで窒息する危険性があるからだ。

インフルエンザや症状が軽い感染病から身を守るために、あるいは口元に食べカスをくっつけたままでも恥ずかしい思いをしないように、世界では、いつ、どのようにマスクをつけたり外したりするかについて、相反する矛盾した情報があふれ、混乱している。ロンドン市長のように、マスクを義務化しようとする人もいるが、誰もその根拠は示していない。この茶番劇の序盤、確か第1幕のシーン2あたりだと思うが、市長は英国政府がロンドンでのマスク着用を義務化しないなら、市で義務化すると脅しをかけたそうだ。

私自身、あまりに混乱してしまったので、額に冷湿布を貼りながら研究論文を数本用意し、真相を突き止める旅に出ることにした。最終的には、確実性の高い、決定的な結論に達したので、今から付け加えようと思う。弁護士資格のあるロンドン市長が意見できるなら、私にだって意見を言う権利があるはずだ。取引をしてもいい。彼が医学的見解に口出ししないと約束してくれれば、ずる賢い弁護士先生のマネはしないと約束しよう。

ところで、弁護士といえば、サディク・カーン市長が自分で自分の首を絞めたと言える出来事があった。3月30日、元最高裁判事で勅撰弁護士のジョナサン・サンプション卿はこのように語った。「大臣の意向を国民に強制する権限は警察になく、現行の法律では、警官が国民に対して公共交通機関やその他の場所でマスクを着用するよう強制する権限はない」

さらに「たとえ政府が新たな法律の制定を急いだとしても、その法律は私たちの人権や国民の自由を侵害しないような、理にかなった、均衡がとれたものでなければならない」と指摘した上で「マスクは着用者を危険にさらす可能性があるため、人権法第2条に反する」とも提言した。

彼はこのようにも述べている。「私は国民が不服従の精神を持って、人権に対する不法および不当行為や不平等な侵害に立ち向かい、マスクを着用することも、マスクを着用しないことによる罰金の支払いも拒否することを望んでいます。もし大勢の人が、自由への侵害に反対の立場を取ったとしたら、5か月間も国内で蔓延し続けているウイルスに対抗する手段として〝マスク着用が有効である〟という科学的根拠をめぐっては、国を相手取った何十万もの裁判が行われるでしょう」

サンプション卿が今でも同じ考えかどうかは調べがつかなかったが、私が本当に求めているのは医学的な事実なので、好奇心と尊敬の念から、2か月前の発言ではあるが、彼の判断を紹介させてもらった。

ところで、相変わらずマスクに関するフェイクニュースがあふれていることを忘れないうちに指摘しておく。特に一部の主流メディアは、マスク着用に関するリスクをフェイクニュースとして喜び勇んで報じているが、本来、マスクは危険であり必要なときのみ着用すべきだ。これを否定する人は、騙されているか、無知の極みかのどちらかだが、最近はその両方が多いように思う。

まずはマスクそのものについての真実をお伝えしよう。というのも、マスクはその見た目とは裏腹に複雑さを秘めているからだ。各国の政府はマスクの種類をわざわざ区別していないようだが、これこそがまさに、国民にマスクをつけさせようとする理由を物語っているように思う。これについては別の機会に紹介しよう。

WHOは、使い捨てマスクは1回使用したら廃棄することを推奨している。洗える素材でできたマスクについてのガイドラインはないようだが、使用後は毎回、高温でしっかり洗うことを推奨していると考えてよいだろう。残念ながら、布製のマスクは洗うと効果が落ち、洗えば洗うほど効果はさらに低下していく。石鹸《せっけん》と水を使ったこまめな手洗いやアルコール系の手指消毒薬と組み合わせて使用してこそ、マスクの効果は発揮されるのだ。

布製のマスクはウイルスを侵入させる可能性があるので、サージカルマスクほどの防護効果はないと考えられている。「光学顕微鏡によるフェイスマスクの表面形状とフィルター効果の研究」という論文によると、布製のマスクは、ウイルスを含んだ粒子よりも繊維の孔径《こうけい》がはるかに大きいので、ウイルスの侵入を防ぐフィルター効果は低いそうだ。別の研究では、マスクの孔径はウイルス粒子の5000倍の大きさにもなると述べられている。

これが正しいとすると、大きさでたとえるならば大理石でできた凱旋門をネズミがチョロチョロと出入りするように、ウイルスもマスクの中を自由に行き来できるということだ。マスクは、顔に完全にフィットし、かつ装着中に頭を動かさない場合にのみ効果を発揮する。マスクを触ってしまうとマスクの保護機能が劣化するようだ。なので、もし触れてしまった場合は、新しいものを着用することが推奨されている。

サージカルマスクは、外科医や看護師の食べ物、髪の毛などが傷口に入るのを防ぐために着用する。バクテリアはある程度防げるが、ウイルスは防げないことがほとんどだ。

私たちが吸ったり吐いたりする空気の多くは、よほどぴったりフィットするものでない限り、マスクの側面から漏れてしまう。マスクの効果はその種類や装着方法、交換頻度などによって大きく左右される。私たちがマスクの講習会に参加するようになるのはいつになることやら……。

マスクそのものについての話はこれくらいにしておこう。次に、これまで政治家や政府に買収されてきた類のメディアが無視していた、マスク着用に伴う深刻な健康被害について考えてみる。

マスク着用により免疫力は低下するのだろうか？　確かな答えは誰も持っていないよう

だが、長期間（数か月から数年）着用し続けた場合、外界との接触がないことで免疫力に悪影響を及ぼす可能性は十分にあるようだ。ただし、これはマスクに効果があるという前提だが。

特定の病気に対する免疫力の向上を妨げるのかどうかは多くの要素に左右されるが、主にマスクの効果によっても変わってくる。マスクが免疫力の発達を妨げていないのなら、外界と接触していることになるから、着用する価値はないということになるだろう。

マスクの危険性としてよく知られているものが2つある。1つめは、着用することで安心してしまい、手洗いなど他の予防措置を取らなくなること。2つめは、私が挙げたガイドラインに沿って正しく着用しないと、効果よりも害が大きいということだ。

マスクが危険であることは間違いない。中国では、マスクをつけたまま競技場を走っていた男子生徒2人が倒れて死亡したが、おそらく酸素不足による心臓への負担が死因ではないかと私は推測している。

イギリスの医師会雑誌『ブリティッシュ・メディカル・ジャーナル』に掲載された報告書には、他にもリスクがまとめてあるので紹介しよう。

まず、マスクをつけると自分の吐いた空気の一部が目に入ってしまうこと。煩わしくて不快だからと、ついつい目を触ってしまい、結果的に感染する恐れが出てくる。

次に、すでに私も指摘しているが、マスクは呼吸がしづらくなるので、呼吸器系の疾患がある人は症状がさらに悪化してしまうこと。また、息を吐くたびに排出する二酸化炭素の一部がマスク内に閉じ込められ、それをまた吸い込むことになるので、より頻繁に、より深く呼吸することになる。すなわち、新型コロナウイルス感染者は、より多くのウイルスを肺に吸い込んでしまう可能性があるのだ。また、マスクの着用時間が長すぎてマスクが汚染されている場合はさらにリスクが高まる。「長すぎる」というのは具体的に何時間なのか？　それは誰も知るまい。私の知る限り、そういった研究はまだ行われていない。最後に、マスクの生地にウイルスが蓄積されることで、吸い込むウイルスの量が増えてしまうというリスクがあること。多く吸い込むことでウイルスを攻撃する免疫反応が弱まり、新型コロナウイルスだけでなく他のウイルスも増え、さまざまな感染症にかかるリスクも出てくる。

医学的権威を持つ別の報告書でもさらなるリスクが指摘されている。元神経外科医のラッセル・ブレイロック博士は、マスクを着用することで、頭痛や過呼吸（体内に過剰な二酸化炭素が蓄積される状態）といったさまざまな症状が出てしまい、命に関わる合併症を引き起こす可能性があると述べている。このリスクは、マスクが布製か紙製か、あるいは、空気中の粒子を95％以上遮断するN95マスクかによってもある程度異なる。

212人の医療従事者を対象とした別の研究では、3分の1が頭痛を訴え、60％が頭痛を和らげるために鎮痛剤を服用していた。頭痛の原因の1つは、血液中の二酸化炭素の増加、もしくは血中酸素の減少によるものと考えられている。159人の若い医療従事者を対象とした研究では、81％の人がマスク着用後に頭痛を訴えた。そんな状態では仕事にもかなり支障をきたしていただろう。

外科医53人を対象にした研究によると、マスクの着用時間が長くなるほど血中酸素濃度が低下することがわかった。その結果、気を失ったり、体が本来持つ免疫力に悪影響を与えたりするので感染症にかかるリスクが高まる。

N95マスクをつけると、血中酸素濃度が20％も低下し意識を失うことがある。当然、車を運転している人や歩行者、立っている人がつけるのは危険だ。

ブレイロック博士は『インフルエンザの感染を防ぐためのマスクと防護マスクの使用について：科学的証拠のレビュー』と題した研究も行っている。この研究で博士は、17件の研究結果を調査しているが、どの研究でもマスクの着用がインフルエンザ感染防止に結びつくという決定的な関連性はなく、「結核を患っている人にはマスクをつけてもらうが、非感染者のコミュニティでの着用は不要」と結論づけた。

イギリスの政治家たちはこの情報を知っているのだろうか？ もし知っているのなら、

危険性があるにもかかわらず、マスク着用を義務化しようとするのはなぜだろうか？　知らないのであれば、知るべきである。

残る疑問は、世界中でこの病気が衰退しつつあるのに、なぜ英国政府はマスク着用の義務化を決めたのかということだ。着用には身に迫る危険があるのは明らかではないか。きっと「ロックダウンを緩和したから」だとか言うだろうが、彼らは何でも嘘をつくので、私はそんなこと一瞬たりとも信じない。きっと別の理由があるに違いない。

マスク着用に伴う心理的な症状については別の記事で紹介する。政府がいかにマスクを使って私たちに恐怖心を抱かせ、支配下に置こうとしているかについても説明しようと思う。

2020年6月9日

Chapter 12

なぜBBCはフェイクニュースを広めるのか?

BBCのサイトから最近気になった2つの記事を紹介しよう。

「黒人が毎日死にゆくパンデミック」、「ラヒーム・スターリング:人種差別こそが今、戦うべき唯一の病気だ」

この見出しは明らかに荒唐無稽で、不安を煽《あお》るために書かれたように思える。もちろん、毎日のように黒人が死んでいるが、白人だって毎日のように死んでいる。人間は皆いつか死ぬ。悲しいが避けられない事実だ。

だが、こんな見出しだと、どうも黒人だけが死んでいるように思えてしまう。白人は永遠の命を手に入れる秘密を見つけたが、黒人にはその方法を隠しているとでも言いたいのだろうか?

2つめの見出し「人種差別こそが今、戦うべき唯一の病気だ」は、明らかにナンセンスというだけでなく、今現在、自分の命を脅かす本物の病気と闘っている何百万もの人々を侮辱している。

BBCは、いわゆるフェイクニュースと呼ばれる情報をすぐ非難するが、彼らほど視聴者をミスリードする罪深い組織は他にないと思う。

他の記事も紹介しよう。

「新型コロナウイルス：イギリス、検査処理数が目標の20万件を上回る」

すばらしい結果ではなかろうか？

だが6段落目を読むと、実際の検査は11万5000件しか行われていないことがわかる。

BBCはいつも、体制側の要求に合わせてニュースの見せ方を変えている。サイトの別記事では、ある男性が足跡を残しながら地下鉄の車内を歩いている絵を掲載していた。これは「新型コロナウイルスは靴底からも感染する可能性がある」ということを示唆しているが、まったくバカげたフェイクニュースである。手袋やマスクだけでなく、使い捨ての長靴まで履けと本気で言っているのか？

BBCは事の真偽を検証する記事が大好きなようなので（残念ながら、時として笑えるものを書いているが）、この記事も真偽を検証したいのかもしれない。

BBCはいつだって最低の情報源だが、今回の巧妙に仕組まれた危機のさなかではとりわけひどい活躍を見せていた。世間は彼らが新型コロナウイルスのデマに疑問を呈する医師をラジオやテレビ番組に呼んで議論させせると思っていたかもしれないが、私の知る限りでは違った。政府を怒らせると思ったのかもしれない。受信料廃止が持ち上がっていることを考えれば、政府を怒らせたくなかったのだろう。

もちろん、この手のことは今に始まったことではない。正直で公平な報道をすることに関しては昔からお粗末だった。今のBBCのジャーナリストに「ニュース」と「意見」を区別する能力がないのは世間の知るところだと思う。ある独立系シンクタンクは「BBCの公平性は口先だけで、実際は政策マニフェストを掲げた政党のように振る舞っている」とコメントしている。

イギリス人4万人弱を対象とした調査によると、85%が「BBCニュースの政治報道は公平性がなく信用していない」とあるが、その理由はよくわかる。有名人たちはBBCを支持する発言をしたり、多くの場合、BBCの方針を支持したりしているが、そうしないと干されたり、高額なギャラの役や司会の仕事がもらえなくなったりするからではないかと疑わざるを得ない。

有名人のお墨付きがあるにもかかわらず、ここ数年で1000万人近くのイギリス人がテレビの視聴ライセンスを解約している。BBCがEUに買収された事実に多くの視聴者は嫌気がさしたのだ。BBCは、EUから過去5年間で2億5800万ユーロを受け取っており、ここ数年でも、ＥＵから膨大な金額を受け取っている。私は独立性を重視しているので、広告主やスポンサー、ＥＵからは５ポンドですら受け取っていない。だが、ＢＢＣは誠実さを売ってしまったのだ。

となると、報道内容は当然ＥＵ寄りに偏っていく。事実、彼らは長年にわたりＥＵ支持を貫いてきたし、ＥＵ加盟の是非を問う国民投票の前には、ＥＵ離脱という考えそのものが冒瀆《ぼうとく》だと報じていた。ＢＢＣは有権者から強制的に受信料を徴収しているため、視聴者は嫌々ながらも受信料を支払い、しばしば憤慨している。それにもかかわらず、ＥＵ加盟を支持する少数派の意見を意図的に支持してきたのである。

結局世論は、例えばベルギーで暮らして働いているような、自分が選挙で選んだわけでもない官僚たちにもうこれ以上支配されたくないと決め、その結果、ＥＵ離脱が決定したのだ。その後、数か月間、ＢＢＣはＥＵ離脱とＥＵ離脱支持者を悪者にするためにあらゆる手を尽くした。離脱支持者が出演すること自体、比較的まれなケースだが、離脱派は毎回「右翼」というレッテルを貼られ、まるで何かの犯罪者であるかのように扱われたのである。一方で、残留派はインタビューを受ける際には非常に敬意を持って扱われ、独立性のあるコメンテーターであるかのように紹介してもらっていた。

ＢＢＣが視聴者参加型の番組を企画すると、その視聴者が残留派で埋め尽くされるのは有名な話だ。悪いニュース（バカバカしいニュースまでもが）はすべてEU離脱のせいにされれ、良いニュースにはすべて「EU離脱にもかかわらず」というフレーズが添えられている。

BBCに関する調査では、離脱に対する偏見が甚だしいことが指摘されている。しかし、ニュースに対するこの党派的なアプローチは、何もEU離脱とEUの話題に限ったことではない。BBC憲章は、BBCが公平な立場であらゆる層の世論を反映することを定めており、その見返りとして受信料（現在は年間約150ポンド）を受け取ることができるとしている。しかしBBCは公平どころか、イギリス国家とイギリス国民を裏切った、腐敗しきった裏切り組織である。自らの憲章に違反しているなら、もはや年間受信料を受け取る資格はない。イギリス国民は、受信料を払い続けるどころか、過去に払った分を返金してもらう権利があるべきだ。

ドナルド・トランプ氏がアメリカ合衆国大統領に選出されたとき、BBCは当選の事実を、彼の意見や政治的見解、性格について嘲笑うかのようなコメントとともに報道していた。トランプ氏の移民政策は、どの世論調査を見ても大多数のアメリカ人とヨーロッパ人が賛同しているにもかかわらず、あたかもエキセントリックで行きすぎた政策であるかのように報道されていた。トランプ氏が話題になるたびに、彼に対する軽蔑の気持ちが伝わってくる。しかし、EU加盟を支持していたオバマ前大統領が話題になると、待ちわびていたかのごとく好意的に報じ、オバマ氏の狡猾《こうかつ》な嘘や守られなかった公約には決して言及しない。

加えて、BBCはポピュリズム（大衆迎合主義）をかなり侮辱していると思う。世界的に広がりを見せているポピュリズム運動は体制側を不安にさせるので、ファシズムや共産主義を扱うときと同じようなトーンで退けているのだ。言い換えれば、本来なら体制側の利益よりも「一般大衆」の利益を守る運動であるのがポピュリズムなのに、彼らの態度は、不条理だということである。というのも、ポピュリズムは常に左派と右派を一体化させ、大銀行や多国籍企業、あらゆる種類の過激派を敵視している。一般大衆からお金をもらっている組織なら、大衆の利益、ニーズ、不安に多少なりとも共感してくれるのではないかと思うのが当然だが、ちっとも共感してくれない。それどころかBBCは、支配階級やヨーロッパ主義の体制側と固く手を結んでおり、大量の移民や人口の過密化、容赦ないグローバリゼーション、根拠のないバカげた「グリーン」政策を懸念する受信料の支払者のことなど眼中にない。グリーン政策の新しい法律のせいでエネルギー価格が劇的に上昇し、何百万もの勤勉な国民が食べ物をとるか暖をとるかの選択を迫られているのに。

今ではほとんどの視聴者が、BBCはマイノリティの意見を代表し、相当な量の放映時間を割き、ポリティカル・コレクトネスを尊重する地位の高い聖職者や女性聖職者に敬意を表していることを認識している。これは、BBCのある幹部が指摘していたことでもあるが、BBCのスタッフには「若者、民族的マイノリティ、ゲイが異常に多い」からかもしれない。

BBCは放送局ではなく、特定のターゲット層を相手にしたナローキャスター（訳注：マスを対象にした放送（ブロードキャスト）に対して、特定の地域、その他のさまざまなコミュニティの人たち向けに情報を発信すること）であり、エリートのためのプロパガンダ組織なのだ。

BBCの番組の多くは視聴率が劇的に低下しているが、これは何も驚くことではない。だが、何百万もの国民から不本意に受信料を取る権利を持たない一般の放送局はいずれも、過去十数年の間でBBCのニュース番組の視聴率が下落しているという事実に、かなり驚いただろう。

彼らの現在の立場は非常に危うい。もし受信料という収入を失えば、BBCの定額制サービスに加入してくれる視聴者を十分に獲得することもできず、廃れてしまうだろう。受信料を搾取する時代錯誤の権利を今後も主張し続けるなら、視聴者数の減少を埋め合わせすべく、年間受信料を急激に値上げしなければならない。

皆さんがＢＢＣの番組を視聴するときは、報道の真実性に対し、疑いを持って視聴してほしい。今のＢＢＣは偏っていて、汚職まみれで、腐敗している。ナチス政権下のプロパガンダ大臣ヨーゼフ・ゲッベルスもさぞかし誇りに思っていることだろう。

ＢＢＣがフェイクニュースを広めているのは、それしかできない最低で無能なスタッフのせいだ！

２０２０年6月9日

Chapter 13

マスク論争2　なぜ政府はマスク着用を無理強いするのか？

前回の動画で私は、科学的な根拠をまとめ、マスクの着用にリスクは付き物だと証明した。マスク着用には身に迫る危険性がある。マスクをしている人の中には、マスクに殺される人もいるだろうし、実際、マスクをした結果、死亡してしまった人がすでにいるという証拠もある。

だが、非常に危険にもかかわらず、また、マスクに着用の価値があることを示す説得力のある証拠がないにもかかわらず、多くの国では政府が公共交通機関や公共の場所でのマスクの着用を義務づけている。店舗や公共の施設、オフィス、さらには学校でさえもマスクの着用が義務化されている、あるいはされようとしている。

政治家たちは皆、どうしようもなく愚かで、国民の命をぞんざいに扱っているのだろうか？　このウイルスはインフルエンザよりも危険でないと証明されているが、インフルエンザのウイルスがはびこっていてもマスクを強要されることはない。ＷＨＯによれば、無症状での感染は非常にまれだという。となると、マスクを強要する理由は他にもあるのだろうか？

「政治家は皆、バカでひねくれ者」だとは議論したくないが、政治家がそんな印象を与えるように一生懸命働いているのも事実だ。

今起きていることは「バカ」という範疇《はんちゅう》では収まらない。マスク着用を促す法律が導入されたのは何か理由があってのことだろう。そしてその理由は、政治家が全員バカであるというよりかは、彼らが全員ペテン師であり、さらに裏では彼らもペテン師の黒幕にコントロールされ、操られているという事実があるからだ。

我々は政治家が貪欲で利己的であることを忘れてはならない。イギリスの国会議員が起こした経費の私的流用スキャンダルを思い出してほしい（訳注：国会議員がアヒルを狐から守るための浮島を公費で私邸に作るというスキャンダルのこと）。高給取りの男女が、アヒル専用の家を建てる費用や管理費用を長期にわたって経費で請求していたのだ。政治家はどこの国でも、詐欺、横領、虚言、窃盗などの罪で刑務所に送られる可能性が何より高い職業だ。

私がよく知る国、イギリスでは、クーデターが起きている。そして、同じことが多くの国でも、特にヨーロッパで起きているのではないかと思う。アメリカでも同じことが起きているかどうかは確信がない。大統領の目的や目標がヨーロッパのリーダーたちとは、かなり異なっているようだからだ。

クーデターは世界的な問題ではあるが、イギリスほどひどくはない。信頼できる筋からの話によると、多くの富裕層ができるだけ早くイギリスを離れようと計画しているそうだ。理由は「天気が悪いからだ」とか、「税金が上がったからだ」とか言うだろうが、そうではない。富裕層が移住するのは、イギリス人が操り人形や奴隷のようになりつつあるのを目の当たりにしているからだ。同志ボリスと寄せ集めの政府は、この国で好きなことが何でもできるし、対抗できる反対勢力もいない。ウイルスの危険度がインフルエンザと同レベルに格下げされた数日後に可決された緊急法案は、同志ボリスと彼のアドバイザーたちが好き放題できる力を与えてしまった。アドバイザーという言葉に注意してほしい。これは重要なワードだ。

このクーデターでは、実際に兵士がウェストミンスターやバッキンガム宮殿に前進するようなことにはならなかったが、ある意味クーデターであり、兵士は、容認できないとみなしたインターネットの投稿を意図的に削除することで、人々を抑圧した。

被害妄想に聞こえるかもしれないが、3か月前には、私も考えすぎではないかと思っていた。しかし、政府が私たちに訴え続けているように、同じものは何もなく、すべてが永遠に変わってしまった。唯一変わらず、確実に言えることは、世界中の政府、特に英国政府が、一貫して意図的に有権者を欺いてきたということだ。

今後投稿する動画では、起こってきたことすべてに対し、裏に何があるのかを調べてみたいと思う。皆さんが想像しているよりもはるかに悪い結果になるのではないかと心配だ。というのも、権力とお金だけが原動力の複雑な新世界を解き明かそうとしているからだ。

繰り返しになるが、クーデターは起きている。我が国は、国民の同意なく、国民の意志に反して政府に乗っ取られている。この乗っ取りはイギリスだけでなく他の国でも起きている。「乗っ取り」などと言うと、すぐに反体制派だとか陰謀論者だとかレッテルを貼られるのは百も承知だ。しかし皮肉なことに、この世の中を支配しているのは陰謀論者なのだ。

以前も説明したように、陰謀論者とは、大多数の人々が信じていないことを信じている人を指す。イギリスの思慮深い人々は、人間を死に至らしめる「疫病のようなウイルス」のせいで自分の命が脅かされているとはもはや信じていない。ボリス・ジョンソンの政府とそのアドバイザーらは陰謀論者である。実際、彼らを支持する主流メディアの人々も同じく陰謀論者であり、広告料で買収されている。

多くの人々は「ウイルスが危険だとは思えない」と言えないでいる。しかし、この考えは急速に広まっており、政府を信じないという人は多数派になってきていると思う。この数週間、政府は国が2つの世論に分断されていることを利用して「分割統治」という、政治的支配を達成するための昔ながらの戦略トリックを使ってきたが、彼らはその戦いに負けつつあると私は感じている。

私はこうした世界中の乗っ取りが、予期せぬ偶然で起きたとも日和見主義だとも思っていない。シャーロック・ホームズの台詞にもあるように「すべての不可能なことを排除してしまえば、どんなにありえないことでも、残ったものは真実に違いない」のである。

すべては計画されていた。長い間、何年も前から計画されていたのではなかろうか。自由とプライバシーは、少しずつ奪われてきた。徐々に、ほとんど気づかないうちに私たちは権利を失ってゆくが、その反面、国家は大きく成長してゆき、これまで以上に私たちに介入してくるようになった。今、起きていることについては、今後取り上げるが、その際には他のトピックも織り交ぜていきたいと思う。

今回は「マスクをする必要がないのに、なぜマスクをしろと言われるのか?」ということにこだわって話したい。マスク着用に効果があるという医学的な証拠はなく、逆に着用が害になるという現実的な証拠があるからだ。

新型コロナウイルスよる死亡率は、ここ数週間でかなり低下したが、本当に感染のリスクが高い人たちはすでに亡くなっている。当局は、介護施設を一掃し、大勢の年金受給者を駆除することに成功した。これで財務省はどれだけのお金を節約できただろうか。

しかも、ロックダウンのせいで大勢の人が死亡している。だが、仮にウイルスよる死亡者数が今後1か月間で2倍になったとして、そこにロックダウンのせいで死亡した人数を加えても、毎年インフルエンザで死亡する人の数には到底及ばない。

精神的な病気、不安神経症やうつ病も新たに大流行するだろう。政府は、インフルエンザで死亡する人の数が減少したことを認めているが、これには驚いた。しかし、私たちが自宅軟禁させられて以来、いったい何人が自殺したのかは教えてくれない。

一方で、前週の水曜日の午後、現代版ペストで亡くなった人がバーミンガムに何人いたか、翌週の水曜日の午後には何人が亡くなるかという数字は正確に把握していて、私たちに教えてくれる。もし、感染の第2波があるとすれば、意図的に仕込まれたものであることは間違いない。この種のウイルスは通常、時間の経過とともに弱まる。しかも気温が上がれば、感染力ははるかに弱まるのだ。

近年、私たちはプライバシーや自由を徐々に失いつつある。政府が国民の全行動をコントロールし始めたため、権利がなくなったも同然である。私たちは、真実の追求が抑圧されるのを目の当たりにし、それに対し声を上げる勇気ある人たちが悪者にされたり怪物扱いされたり、黙らされたりするのを見てきた。電力のスマートメーターが導入されるようになり、国民は何かあればいつでも電力供給を停止されるようになった。高齢者は絶えず標的にされているし、社会の悪いことはすべて高齢者のせいになっている。私は何週間も前にこうなるだろうと予測していたので、高齢者が自宅で孤独死していると聞いてもまったく驚かなかった。なかには餓死した人もいるだろう。

銀行や政治家がキャッシュレス化を推進しているのも見てきた。放送局、特にBBCはゴミと嘘を交えたニュースを延々と流し、子ども騙しのレベルの低い番組やプロパガンダを制作している。子どもたちは学校で洗脳され、歴史はポリティカル・コレクトネスに合わせて変えられている。テレビで目にするニュースは、平易な表現に直されコントロールされてきた。病院の全部または一部が閉鎖されているのは、国民に恐怖心を植え付けるためとしか考えられない。これまで説明してきたように、人々は専門家のスローガンや策略に洗脳されてきたのだ。

コロナ前の生活の楽しみはすべて奪われてしまった。例えば、スポーツの試合などは観客のいる状態では二度と開催できないかもしれないと言われているし、劇場や映画館もおそらく再開できないだろう。空の旅は異常なほど面倒になっていて、間違いなく法外な値段になっていくと思う。公衆トイレが閉鎖されれば繁華街は廃れてしまうし、教会が閉鎖され、司教が解雇されているということも聞いている。この国は、壊れやすく、神経質で、不確実性に満ちた退屈な国に変えられようとしているのだ。


さて、ここまでの話をふまえて、マスクの話に戻ろう。

暑い時期にはとりわけ不快なマスクであるが、なぜ着用を強制されるのか？　それは、多少なりとも私たちを弱らせるためである。長時間マスクをしていると体調を崩すし、病気にかかりやすくもなる。免疫システムにもダメージを与える。また、着用に対する恐怖心やストレスも免疫力を低下させる。

ちなみに、これをフェイクニュースだと言う人がいたら信じないでほしい。政府やその手下にとっては不都合なことかもしれないが、フェイクではない。マスクに関する私の最初の動画では、フェイクニュースではないことを証明する医学的根拠を引用した。動画の書き起こしは、いつも通り私のサイトにも掲載する予定だ。

マスクを着用させるのは私たちの人間性を多少なりとも失わせるためでもある。人間性喪失のプロセスは、時間をかけてゆっくりと進行してきている。私たちのアイデンティティーや個性は、さまざまな方法で攻撃されてきた。マスクは私たちを抑圧するし、個性を奪い、顔のない生き物に変えてしまう。だから、マスクは私たちを不安にさせるし、人間同士を孤立させてしまう。マスクをしていると、会話をするのが難しくなるし、相手の笑顔を見ることもできない。マスクをしている人が良いニュースを伝えても、気分は爽快にならないし、逆にマスクをしている人が悪いニュースを伝えると悲痛で聞くに堪えられなくなる。マスクをしている人同士はリアルなつながりを感じられない。病院、診療所、歯科医院は、より恐ろしい場所に、職場や公共交通機関はより憂うつな場所になる。マスクはあらゆる心理的問題を引き起こすだろう。

では、政府は本当に国民が不安になったり、うつになったりすることを望んでいるのだろうか?

はい、その通り。なぜなら政府は、私たちを壊そうとしているからだ。これは、洗脳プロセスの段階の1つであり、以前の動画ですでに詳細に説明してある。まだ見ていない方はぜひ見てほしい。政府は国民を恐怖に陥れたいのだ。

マスクというのはそれ自体が恐怖心を煽るものだ。強盗や山賊はマスクをしている。しかし、それだけではない。ウイルスに対する危険を意識させ、恐怖感と服従心を高めることが狙いなのだ。マスクを着用させれば、国民をより恐怖に陥れ、より効率的にコントロールすることができる。私は、安全のためにマスクをするよう言われているとは思えない。

私たちを弱体化させ、怖がらせるためにマスクをさせているのではないかと思っている。

２０２０年６月10日

Chapter 14

私がかかりつけ医を辞めた理由

ウェブ上の、私に関する嘘の中に、最初の拙著『医薬業界の人々（The Medicine Men）』が出版された後にNHSを辞めることになったというものがある。この本は、医療従事者と製薬業界の関係性について書かれたものだが、何十年も前に絶版になっている。こんな嘘をつく人たちは、本当かどうか少し調査すればこの話がナンセンスだとわかっただろうに。

『医薬業界の人々』は1975年に出版されたが、私はこの本を書くために750ポンドの前金を受け取った。原稿のタイプ打ちを担当したタイピストには800ポンド、名誉毀損保険に加入した保険会社には700ポンドを支払った。外国版権やペーパーバック版権の収入もあったが、本の売り上げで巨大なクルーザーに乗ってバハマに行けたわけではない。それに、私がGPを辞めたのはそれから7~8年後のことだということにウェブ上の愚か者たちは気づいていていない。

GPは、私がずっとやりたいと思っていた仕事であり、非常に楽しかった。その昔、GPは年間365日、24時間体制で患者を診《み》ていたため、休みを取るためにほとんどの医師は4~5人の非公式グループを作って仕事をしていた。グループ活動はたいていの場合、非常に緩く、GPは個人で独立して診療所を持ち、夜間休日の診察だけを分担していたが、これが意外に気楽で、かつうまく機能していたのだ。5人の医師で夜間、週末、祝日を分担する場合、5人のうち1人は週に1回の夜間、5回に1回の週末の待機だけで済むので、特に負担にはならなかった。

1日の終わりには、特定の症状を抱えている患者を診ている医師が待機予定の医師に電話をかけ、呼び出される可能性があるかどうかを引き継ぐ。例えば「X夫人の肺感染症は重症ですが、抗生物質が効いていると思います。でも、もしご主人から電話があったら、夫人を入院させなければいけないかもしれません」といったように。

通常時間外の電話は特に気にならなかった。実際、仕事をしていて一番良かったのは、患者の自宅で1~2時間かけて治療をし、午前4時に車で帰宅できたことだ。治療していたのは、呼吸困難で静脈注射を必要とする喘息患者だったり、耳の炎症で痛みに泣き叫んでいる子どもだったりする。もちろん、帰宅後に次の呼び出しがあれば、満足感は少し薄れるかもしれない。しかも、そういうときに限って、先ほど訪問した家の隣の通りにある家に行くことになったりする。もちろん、当時は携帯電話などない。

一晩中待機した翌朝に午前の診療を行うこともあったので少々疲れることはあったが、診察室で寝落ちしてしまったGPは私だけではなかろう。

では、なぜわずか10年で、夢であった仕事を辞めてしまったのか。それは、事務処理や煩雑なお役所仕事がすっかり嫌になってしまったからである。

GPの仕事の1つに診断書へのサインがある。当時の医師は診断書に診断名を記入することが法律で義務づけられており、患者はその書類を雇用主に提出する。そうなると、必然的に職場の誰もがその患者の病名を知ってしまうのだ。

私の患者に、ある大手チェーン店の支店長がいた。支店長が診察を受けに来たとき、彼の病気が何かはすぐにわかった。重度のうつ病で、厳しい上司や難しい仕事に疲弊しており、仕事を休む必要があったのだ。

私は診断書に彼の名前と住所を走り書きした後、診断名の欄に「うつ病」と書いた。すると彼は「診断名を書かなければいけないのですか？」と尋ねてきた。私は戸惑って彼を見たが、「上司がそれを見たら僕はクビになります」と言われた。だから私はその診断書を破り捨て、新たに「ウイルス感染症」と書いて渡した。

数日後、ある若い女性が来た。彼女は妊娠中でつわりに苦しんでいた。「妊娠していることは書かないでもらえますか？　職場の女性たちにも知らせていないのですが、上司には書類を提出しないといけないので」。それで彼女にも「ウイルス感染症」と書いてしまった。

その後も私は、自分がサインした診断書にはすべて同じ診断名「ウイルス感染症」と書いた。

こういった出来事が数週間続いた後、私は地元のＮＨＳ委員会に呼ばれた。彼らは、私がサインした診断書の束を持っていたが、すべての用紙に同じ診断名が書かれていた。

そこからいろいろとあったのだが、手短に言うと、彼らは私に数百ポンドの罰金を科し、「正しい診断書を書かなければ何度でも罰金を払わせる」と脅したのだ。当時としては大金である。

というわけで私は、開業医を辞めて、専業作家になったのだ。喜ばしいことに、その後すぐに法律が改変され患者が自分で病名を書けるようになった。

２０２０年６月11日

Chapter 15

今すぐ食糧を備蓄しておこう！

食糧不足の時代が到来し、食糧の原価はこれまで以上に速いペースで上昇するだろう。それは地球温暖化のせいや政府の嘘のせいでもない。歴史上最大かつもっとも危険な詐欺である新型コロナウイルス・スキャンダルの影響が多少なりともある。

世界中で食料が不足している。世界でも主要な主食である米の価格は、70％も上昇している。アメリカの食品価格は近頃、歴史的な高騰を見せており、今後も高止まりし、さらに高騰するだろう。

食糧生産が盛んな国は輸出を停止している。例えばベトナムは自国内での食料供給が必要なため輸出を停止している。だが、彼らを責められない。当局はこれをナショナリズムと非難しているが、どこの国も、どこの村でも、どこの家庭でも同じように自分を守る行動をとるだろう。

そもそも事の発端は、インフルエンザよりも危険ではないウイルスに対する、バカげた過剰反応のせいである。ロックダウンの結果、数百万人の死者が出たが、そこに食糧不足でさらに何百万人もの死者が出ることになるのだ。

繰り返しになるが、コロナによる総死亡者数は、同時期にインフルエンザで死亡した人数の3分の2にすぎない。コロナの死者数は人為的に誇張されている。しかし、私の言う「新型コロナウイルス・スキャンダル」の影響による世界の死亡者数は、偶発的なものであれ、意図的なものであれ、数百万単位になるだろう。

では、新型コロナウイルス・スキャンダルが、来たる食糧不足の原因になるのだろうか？

これは簡単に説明できる。ごく普通のウイルスに過剰反応したせいで世界中の食品加工工場や流通センターが大混乱に陥っているからだ。また、農場や倉庫で働いている人に1人でもインフルエンザのような症状が出ると、その農場や倉庫は閉鎖されることが多い。だから食糧不足になるのだ。これは単なるパニックなのだろうか？　それとも、何か隠された理由があって意図的に仕組まれたことなのだろうか？

大量の野菜や果物が土に埋め戻されている。何百万もの動物が畜殺され、埋められたり燃やされたりしているのも、サプライチェーンが遮断されているからだ。信じられないことだが、今アメリカでは牛肉が不足しているため、牛肉を輸入しているのだ。

世界中で起きているロックダウンと、私たちを従わせるために巧妙に仕組まれた大規模な自宅軟禁のせいで、何千もの農家が作物を収穫できないでいる。特に果物は畑で腐ってしまう可能性が高いし、牛乳を満タンに積んだタンクローリー車は牛乳を流し捨てている。物流は規制され、余っているところから不足しているところへ食料を運ぶのも難しくなっている。政府が一時帰休中の労働者に農作物の収穫を手伝うように強制するのは簡単なことなのに、そうはしなかった。大学から締め出された学生たちを手伝わせてもよかったのではないだろうか？

当然、果物や野菜は大量に不足し、その結果、価格が急上昇することになるだろう。残留派の中でも多大な悪影響を及ぼす、ＥＵを愛するファシストの狂人たちは、頑固一徹で、自らの偏見に浸り、無知に溺《おぼ》れ、食料不足の原因をブレグジットのせいにするだろう。残留派はハゲができたり、鍵をなくしたりしても、何でも悪いことはブレグジットのせいにするからだ。

気の毒なことだが、食糧不足はイギリス国内だけではなく、世界中で起きている。世界中で、ほとんどの食品が不足しているし、その他の要因も相まって、不足はさらに悪化することになるだろう。

経済が再び動き出すようになれば、石油価格は間違いなく上昇する。なぜなら、既存の供給量は急速に減少しており、ほとんどの石油会社も開発をあきらめているからだ。石油価格の上昇により、農業や輸送コストも上昇するので、つられて食料品の価格も押し上げられることになる。石油は常に生産されているが、新たに石油が掘削されるまでには膨大な時間がかかるから、そんなに待てないし、その前に食事にありつきたいと思うだろう。

皆さんを怖がらせないために言うが、世の中で何かが起こっているとわかっていれば、それに対して何らかの対策をとることができる。米やパスタ、ペットボトルの水など、賞味期限の長い主食のストックを増やしておくといいかもしれないし、トイレットペーパー（これも不足するだろうから）を1～2パック余分に用意しておくのもいいだろう。乾燥食品や缶詰もいい。政府は物を買い溜めするなと私たちに言うが、軍隊は弾丸を使うその日に買うだろうか？　庭があって好きな野菜や果物を育てられるなら、それはいいアイデアかもしれないが、誰かがフェンスを乗り越えて盗むかもしれないから気をつけたほうがいい。レンタル菜園はお勧めしない。盗まれてしまうので、せっかく育てた作物を収穫できない可能性が高いからだ。また、ビタミンやミネラルのサプリメントを買い込んでおくのもいいかもしれない。

今後は、ウイルスによる健康被害と言われるものが、さらに増えるのではないかと思っている。第2波が起きるのはあらかじめ決まっていることだが、それが新型コロナウイルスでなくとも、別のウイルスが持ち出されるだろう。1つの危機をでっち上げることができれば、さらに多くの危機をでっち上げることができるし、そうなっていくだろう。誰も気づいていないかもしれないが、私は大多数の人々とは常に異なる行動をわざと取ってきた。だから、買い溜めが起きていない時期にこそ買い溜めをすべきだと確信している。

すでに起こっていることと、これからまさに起きようとしている「食糧不足」という同時多発的な最悪の事態の発生については、いくつか説明がつく理由が他にもある。その中には短期的なものもあれば、長期的なものもある。

次に述べる問題は、これまであまり注目されていなかったことだ。この主な理由は、新聞やテレビ、ラジオ局が、政府のプロパガンダ専門家のお墨付きフェイクニュースを、国民に集中砲火的に流すのに忙しくて、本物のニュースを気にかけていなかったためである。

その問題とは、バッタである。

バッタの大群がアラビア半島からアフリカに渡ってきている。私たちの多くは、昆虫の大群といっても、大きさはせいぜい数ヤード程度で、バッタの大群はそれよりはいくらか大きい程度と考えているだろう。だが、バッタの大群は、ロンドンと同じくらいの大きさになることもあるし、大群がいくつも発生することもある。想像しただけでも恐ろしいが、さらに恐ろしいのは、バッタの大群が2日間で、イギリスの全人口の1日分の食料を食べ尽くしてしまうという事実だ。バッタの大群は、1平方ヤードの土地に約1000個の卵を産み付ける。その結果、世界の食糧供給がどうなるかは想像できるだろう。

もちろん、こういった問題は、対応する国連の機関、国際連合食糧農業機関（FAO）に頼ることもできるはずだ。FAOは世界保健機関のようなものだから、さぞかし頼りになるだろう。

現在、アフリカではバッタの大群が押し寄せてきており、1つの大群が20平方マイルの土地を覆うこともある。バッタの仕事は、食べて繁殖することだけだ。また、バッタが木に止まるとその重さで太い枝が折れてしまうこともある。アフリカの人々はたびたびパニックに陥り、ロケット砲や対空砲で群れを攻撃することがあるが、バッタの数が数十億に及ぶ場合、数千匹を殺しただけでは大した効果はない。

FAOは化学薬品を使って殺虫剤の散布を行っているが、残念なことにバッタには免疫力がついているようだ。ある地域では、殺虫剤を浴びたバッタが一斉に木から落ちたのに、3日後には一斉に起き上がり、体を振って飛び去ったという。小さなバッタでも大群となると数分で100エーカーの農地を丸裸にしてしまう。

フェイク危機が世界中の人の心を鷲摑《わしづか》みにしてしまっているせいで、散布用の殺虫剤の供給が滞り、その分、バッタの大群はどんどん大きくなり、アフリカ、アラビア、アジアの食糧供給を脅かしている。被害を受けた国々の経済は壊滅的だろう。食糧が不足すると、私たちが今まで買えていたものでさえも、高価になりすぎて手が出なくなるだろう。

もし、欧米諸国がウイルスのデマに夢中になっていなければ、バッタの大群を食い止めるために何か対策がとれたかもしれないが、その間もバッタはムシャムシャと食糧を食べ続け、農家は作物を地面に埋めるはめになり、来たる食糧不足は聖書に書かれているような災いとなるだろう（訳注：旧約聖書『出エジプト記』には、神の怒りに触れた古代エジプトで、病気の蔓延やバッタの大発生といった災禍が相次いだという記述がある）。

では、この食糧危機こそ、世界中の政府ができるだけ早く老人を殺そうとする理由なのだろうか？　労働者の1人でも新型コロナウイルスに陽性反応を示したり、軽度の症状を発症したりすれば、農場や物流倉庫、配送センターを一見合法的に閉鎖できる。これが、コロナが大げさに騒がれている理由の1つなのではないだろうか？

私の動画を見た方には、自分や家族が強く健康でいられるように、今から少しずつ食料を備蓄しておくことをお勧めする。自国のことは自国で守るものだし、私たちもそうするべきである。自己中心的ではない。生き残るためだ。もし政府がこの問題を警告したとしても、それを待ってから行動するのでは、あまりにも遅すぎる。

次は食料に関して話そう。この問題をさらに悪化させている他の要因、そして政府とその背後にいる人々が新型コロナウイルスの危機を意図的に誇張し、人類史上最大のスキャンダルに変えてしまった理由を解説していく。

２０２０年６月11日

Chapter 16

迫り来る世界的な食糧危機の連鎖

「食」をテーマにした最初の動画では、新型コロナウイルスのスキャンダルが、農場や倉庫、流通機構を閉鎖に追い込み、大規模な世界的食糧不足を引き起こしていることを説明した。

また、少なくとも2つの大陸では、バッタの大群が農作物を食い荒らしていることも紹介した。お次は世界的な食糧不足の原因となっている他の要因について話すと皆さんに約束していたので、その内容を紹介しよう。

まず、近年、新興国の食料需要が大幅に増加している。中国やインドの人々は食料を買う余裕があるので、食べ物買いにいそしんでいる。20年前、世界の大部分の人は生きるために1日1600キロカロリーを摂取してきたが、今ではアメリカ人やイギリス人のような食事を楽しみたいと考えている。インドは年間7000万トンの小麦を生産し、世界で2番目に小麦生産量が多い国だが、実は何年も前から輸入量が輸出量を上回るようになっていた。

中国やインドの人々は西洋料理を食べたがっている。肉が食べたいのだ。もはや、どんぶり飯では満足できず、ハンバーガーを豪快に食べたいと思っているのだ。実際、中国の肉の消費量はどんどん増えている。

だが、問題がある。バイオ燃料の原料となる植物を育てるために、すでに多くの土地が使われてしまっているため、食肉用の動物の餌《えさ》を育てる土地がほとんど残っていないのだ。そのため、干し草のコストが高騰している。また、植物を原料にした代替肉は非常に生産効率が悪く、コストもかかる。しかも、アジアを中心に世界の人口は爆発的に増加している。この人口増加に対応するには、世界の食糧生産量を50%増やす必要がある。

さらに、危機の連鎖につながるという問題もある。人口が増えると、人々は手入れの行き届いた芝生のある郊外の家に住みたくなる。だが、郊外の土地が宅地造成されると、耕作可能な土地が減ってしまう。中国では過去10年間で毎年、スコットランドの国土面積に相当する肥沃な土地が宅地化している。つまり増え続ける人口を養うには、スコットランドの国土面積に相当する土地を開墾して増やす必要があるということになる。インドでも同じことが言えよう。

また、無能な政治家たちに煽られて、トウモロコシや大豆など、世界中の膨大な量の作物がバイオ燃料に使われるようになったため、車を運転するドライバーたちは安いガソリンを買い続けることができている。少し前には、「地球温暖化を防ぐために私たちができる51のこと」が発表された。そのリストの第1位は、「食べ物を燃料に変える」というもので、地球温暖化問題に「絶大な効果を発揮する」として提唱されている。エタノールは、「アメリカが高価な石油を使う習慣から最終的に脱却し、何百万トンもの二酸化炭素の排出を防ぐことができる代替燃料である」と奨励されている。

これは危険な戯言《ざれごと》である。バイオ燃料の原料の栽培に多くの土地が使用され、環境に優しいドライバーたちが、「清く正しいことをしているんだ」という気分でドライブをするようになると、食料を栽培する土地が減り、飢え死にする人が増えてしまう。

バイオ燃料の需要は何年も前から急増しており（その結果、人々が飢餓に苦しむことがわかっているにもかかわらず）、このバイオ燃料の使用増加が食品価格の上昇の大きな要因となっているのだ。環境問題を重視している人たちがバイオ燃料を奨励し続ければ、世界的に食料が不足し、何百万人もが死ぬことになるだろう。

他にも問題がある。アメリカの大手種子会社が、多くの個別種子の権利を特許化することに躍起になっている。世界中の農家に自社製品の購入を強要するためだ。その結果、インドの小規模農家では、家族が何世代にもわたって植えてきた作物を育てることが認められなくなってしまった。もし逆らえば、アメリカの多国籍企業の弁護士らが、裁判所からの令状や差し止め命令を出して農家を吊るし上げるだろう。それゆえに、発展途上国の小規模農家の自殺率は恐ろしく高いのだ。

最後に、現代の大規模農場は驚くほど（そして想定以上に）非効率的だ。トラクターや肥料、農薬の製造などに使われる燃料を考慮すると、1キログラムのトウモロコシにかかるエネルギーコストは、過去数十年で実質的に上昇していることがわかる。また、土壌の流出や、農薬に殺された受粉媒介動物（ミツバチなど）の喪失、害虫の殺虫剤耐性の進化など、さまざまな環境問題により農作物の生産量が減少している。

こういった要因が積み重なった結果、食糧が不足し、価格は上昇していくのである。これは周期的変動ではない（例えば、来年は天候が良くなり、作物の収穫率が上がるので価格が下がる、というような）。新型コロナウイルスのスキャンダルで悪化した構造的変動なのだ。これが永久に続くとしたら末恐ろしい。

食糧価格に関しては、まさに「危機の連鎖」に最適な条件が揃っており、最悪の状況だ。

アメリカの遺伝子組み換え技術者は、収益性を高めるために何年も前から食品を「改変」している。この「改変」が、人間が摂取する食品の安全性にどのような影響を与えるか、また、他にどんな恐ろしい副作用があるのかは誰も知らない。信じられないほどの危険性をはらんでいるのだ。

ヨーロッパやアメリカの人々にとっては、状況はまだ危機的ではない。しかし、世界の多くの人々にとっては、すでに大惨事である。一部の国では、子どもの人口の半数近くが栄養失調に陥っている。事態はさらに悪化しており、今後も悪化の一途をたどると思う。物価の上昇と、（バイオ燃料でタンクを満タンにすることとは対照的に）食用植物の減少により、世界中で大規模な飢餓が発生するだろう。新型コロナウイルス詐欺と、その結果生じた経済問題は世界中の経済に壊滅的な打撃を与え、問題を悪化させ、最終的には世界の飢餓の蔓延率を急上昇させるのだ。地球は過密状態ではないとか、食べ物はいくらでもあるとか言っても無駄である。避けては通れない事実として言うが、毎年最低でも500万の乳幼児が亡くなっており、死亡者数は、インド、ナイジェリア、コンゴ、その他の地域で急増している。世界の極貧層の人数は1億6000万人以上になると言われている。国連の世界食糧計画によると、深刻な飢餓に直面する人の数は2020年末までに2億6500万人に倍増すると予測されており、その直接的な原因は先進国でのロックダウンによって起きた経済の混乱である。

農産物の生産量の増加により、世界の人口はわずか1世紀の間に17億人から80億人近くまで増加した。しかし、石油が底をつくと、地球はそれだけの数の人々を養うことができなくなるし、石油は農業だけでなく輸送にも必要だ。地球はいったい何人を養えるのだろうか？　まあ、石油が農業を変える前と同じくらいの人数は支えられると考えていいだろう。

そんなわけで、地球はすでに80億人もの人口を抱えており、その数は多すぎるにもかかわらず、それでも急速に増加している。自発的に世界の人口を減らさなければ（どの国もこの道を選ぶ気配はないが）、行き着く先には飢餓、疫病、戦争が待ち受けているだろう。

暗黒の未来へようこそ。だからこそ、世界中の政府は、できるだけ早く老人を殺そうとしているのではなかろうか。新型コロナウイルスが大げさに騒がれているのは、労働者の中の1人でも新型コロナウイルスに陽性反応を示したり、軽度の症状を発症したりすれば、農場や物流倉庫、配送センターを合法的に閉鎖できるからではないか？

あるいは大企業が、自社の工場で作ったフェイク食品を販売するために伝統的な農業を潰したがっているのかもしれない。かつては石油を掌握することで世界を掌握できたが、これからは食糧供給を掌握することで、大企業がすべてのモノや人を掌握するのだ。

２０２０年6月13日

Chapter 17

死亡者数の増加は、ロックダウンによる「ビタミンD欠乏症」のせい？

ロックダウンが始まった当初から私は、人々を屋内に閉じ込めることで、何百万人もがビタミンD欠乏症や、それに伴うあらゆる疾患に苦しむだろうと主張してきた。これは明白なことなのに、政府や政府に雇われた高給取りの医学者や科学者にとっては、そうではなかったようだ。

ビタミンDは太陽の光を皮膚に浴びることで得られる必須栄養素である。たいていの人は冬の終わりになると必然的にビタミンDが不足していく。北半球では、2月、3月、4月がその時期にあたるので、北半球に住む人は、ビタミンDの摂取量がもっとも少なくなる時期に、家に閉じこもることを余儀なくされているのだ。

ビタミンD不足はさまざまな問題を引き起こす。ビタミンDは、丈夫な骨や歯を作るのに必要なカルシウムやリンを体内に吸収するのに必要な栄養素である。ビタミンDが不足している人は、骨がもろく、折れやすい状態になり、深刻な骨軟化症になる傾向がある。

子どもの場合はくる病になる。これから何人の子どもがくる病になっていくのだろうか？

それに、ビタミンD不足は、がん発症のリスクを高めるし、さらに上気道感染症（風邪症候群）を発症しやすくなることもよく知られている。

特にビタミンD不足の人が新型コロナウイルスに感染すると、症状が重くなる可能性が高いという証拠も出てきた。ビタミンD欠乏症のせいで、いったい何人が新型コロナウイルスに感染して亡くなったのだろうか？　また、ロックダウンのせいで骨軟化症やくる病になる人はどれくらいいるのだろうか？　どちらも知る由もない。

ちなみに、肌の色が黒い人は肌の色が白い人よりもコロナで死亡する確率が高い。これについては何週間も前に私が初めて指摘したのだが、肌が黒い人はビタミンDが不足しがちであるからと思われる。

私の結論は2つだ。

1つ目は、このバカげたロックダウンのルールによって、間違いなくビタミンD欠乏症や、その他さまざまな病気が蔓延するだろう。人間は必要なビタミンDの多くを太陽の光から摂取しているのだ。

2つ目は、多くの人がビタミンDの摂取量を増やす必要がある。ビタミンDが含まれる食品の摂取量を増やすか、サプリメントを飲むかのいずれかで補ったほうがいい。しかし、ビタミンDは摂《と》りすぎないようにすることが重要である。過剰に摂取すると、本来カルシウムが存在しない場所にカルシウムが沈着し、体に悪影響を及ぼす可能性があるのだ。

これらは、愚かで不必要なロックダウンのルール（屋外での日光浴や運動を阻止する地方自治体や警察の支援ありきの）が、利益よりも害のほうがはるかに多いことを示す証拠であると言えるだろう。

2020年6月15日

Chapter 18

なぜ第2波が起きるのか？／政府には第2波が必要

政府はこれまでのところ非常にうまくやってきた。人生で一度も患者の診断や治療をしたことのない、数字をモデル化する者たちによる不正確な予測を利用して、世界中の多くの人々を自宅軟禁下に置き、世界経済を停止させ、学校を閉鎖し、膨大な数の高齢者を絶滅させ、適切な治療が受けられない何百万もの患者を死に追いやることに成功した。もちろん、そこに根拠などまったくないことは、国民も政府も知っている。この、合法化された騒乱の元凶となったウイルスは、ありふれたインフルエンザと比べても決して危険ではなかった。処方された治療やロックダウン、ソーシャルディスタンスによって殺される人の数は、新型コロナウイルスそのものによって殺される人の数よりもはるかに多いだろう。

今、大きな問題となっているのは、「第2波はあるのか？」、そして、それに続く質問は「第3波、第4波、第5波はあるのか？」である。

実際のところ、私はそんな「波」があってはいけないと思う。ウイルスは通常、そんな波のような動きはとらないし、私の経験では、同じインフルエンザの流行が何度もめぐってくることはない。だからといって、もちろん流行しないわけではない。実際、政府は第2波を確信しているようだ。

新型コロナウイルスという名の犯罪を掌握している政府は、私たちを服従させておく必要があるので、第2波を望んでいるが、彼らは現実が味方してくれていないことを知っている。多くの人は免疫をつけ、ウイルスはおそらく弱毒化するだろうし、気候は暖かくなり、感染リスクが高い人のほとんどはすでに死んでいるだろう。イギリスでは、病院のお偉方たちが、検査済みまたは未検査の高齢者を介護施設に捨てて、何万人もを見殺しにした。まるで、「腸チフスのメアリー」(訳注：健康保菌者、すなわち、発病はしていないけれど病原体に感染していて感染源となりうる人。1900年代初めにニューヨークで発生した腸チフスの感染源となった健康保菌者の名前がメアリー)を、腸チフスのメアリーなしで意図的に再現しようとしているかのようである。

すでに反発の声も上がっている。亡くなったある男性の親戚が政府を訴えているのだ。私は訴訟が大嫌いだが、彼女の訴えが認められるよう幸運を祈る。関係者全員が政府を訴えるべきだ。政府は孤独な高齢者たちを家に閉じ込めたが、食料や医療を与えなかった。

これは殺人的な施策「リバプール・ケア・パスウェイ」（訳注：終末期の患者の苦痛緩和を目的とした入院診療計画）の家庭版だ。

予想通り、孤独な高齢者の腐乱死体が発見されているが、その多くは単なる餓死だろう。お店に行くことも許されず、食べ物の配達を手配することもできなかった。政治家は約束したにもかかわらず、高齢者を助けなかったのだ。しかし政府は、そんなことは気にしてない。年間数億ポンドの年金や医療費が節約できるからだ。

人々は殺気立っている。だから、バカげた法律は無視して、何が起こっているのかを問うているのだ。公約になっているワクチンについても不安を感じている。いや、脅されているというべきか。

人々は、洗脳、意図的な恐怖心の煽り、心理的に条件反射を起こさせるようなテクニック、行動追跡、強制的な隔離などに苛立《いらだ》っている。インフルエンザが流行したからといって、一部で言われているような、世界全体の社会をすべてリセットしてしまうグローバル・リセットは通常行われないし、それがわかっている人はますます増えている。

しかしながら政府は第2波の到来を望んでいる。これまでに起きたことはすべて、支配、権力、お金に関わることである。そして、その3つがあることを証明するのは非常に簡単だ。実際ニュースでは、複数の国で第2波が確認されているという警告が常に伝えられているし、第2波の存在を証明するのは驚くほど簡単だろう（もし「支配者」と「私たち」という構造があるとすれば、今の状況こそまさにそうだ）。

政府はより多くの人々を検査すればいい。検査を受ける人の多くはウイルスに感染していても無症状だが、そんなことはどうでもいい。数か月前、もっと多くの人を検査していれば、検査によって得られた情報を基に間違いなくロックダウンを回避できたはずなのに、検査をしなかったのは第2波のためだったのだろうか？

政府は第2波を証明する必要性が生じない限りは、検査を実施しないだろう。私たちが完全に恐怖に怯え、政府の命令を何でも受け入れる心の準備ができるまで、つまり、彼らが公約した、あるいは見方によっては「脅した」とも取れるワクチン接種を私たちが懇願するまで、何度でも脅かしてくるだろう。彼らはワクチンを治療法として一般大衆に販売している。しかし、すぐに人々が治療されることを望んではいない。この恐怖心を維持しておきたいのだ。

とはいえ、アストラゼネカという製薬会社が、安全性と有効性のテストが完了していないにもかかわらず、20億回分の新型コロナウイルス・ワクチンの製造を開始したことは注目に値する。これは、自信の表れであり、一番になるという決意の表れでもある。医療問題の世界的スポークスマンを自任するビル・ゲイツ氏でさえ、ワクチンの準備とテストには最低でも5年はかかると認めている。

結局のところワクチンは、私たちにIDカード（政府が証明書と呼ぶもの）やタトゥー（政府がインプラント（埋没物）と呼ぶもの）やアプリ（政府がアプリと呼ぶもの）を強制的に受け入れさせる完璧な方法だから存在するのだ。たとえ政府がそういった単語をうまく避けたとしても、ワクチンは強制的に接種されるだろう。

もし第2波があるとしたら、それは意図的に作られたものだろう。政府はたとえ警察が路上デモを許可したとしても、デモ隊がロックダウンとソーシャルディスタンスのルールを破っていればとがめることができる。これは社会の分断と人種差別を助長させる。悪の政府は分裂を望んでいるのだ。

3月中旬にさかのぼるが、私はこの一連の危機を「デマ」と表現した。5月11日に公開した最初の動画はまさにその言葉を使ったもので、タイトルは『コロナウイルス騒動：世紀のデマ』だったが、以来この危機は、偶然に起こったものでも、単なる不手際によるものでもなく（不手際も大いにあったが）、すべては支配、お金、権力のためであることが極めて明白になった。神様のいたずらのように見えた危機が、スキャンダルになり、今では犯罪になっている。政府に不可能なことは何もなく、ありとあらゆる手を使って国民を支配してくる。もし皆さんが政府の陰謀だと信じていないのであれば、危機感がなさすぎだ。

支配、お金、権力を望んでいる政府は、第2波の脅威を利用して私たちを脅かし、マスク着用の強制などの新たな愚策の数々を受け入れさせたのだ。政府の脅しの手法はまるで親が子どもによく使う飴《あめ》と鞭《むち》のようだ。ブロッコリーを食べないと、アイスクリームがもらえないよ。お父さんが帰ってくるまで待っていてね。おとなしくしていないと、外で遊んではいけないよ。騒ぐと居残りになるよ……云々。

ソーシャルディスタンスやロックダウンのルールに従わなければ、第2波が到来し、これらのルールは今まで以上に厳しくなるだろう。もしあなたが第2波をあえて疑い、真実を主張すれば、我らが従順な国民はプロパガンダを掲げ、残虐的にあなたを攻撃するだろう。そして、もし第2波を導入する羽目になったら、その責任の一端を、あなたに確実に負わせるだろう。

行動追跡システムは、人々を永久的に身動きできなくするための手段である。現金での支払いを止めれば、政府は私たちがどこにいるのか常にわかるようになる。お店や公園、ガソリンスタンドに行ったとしたら「感染の症状が出ている人の近くにいたから、2週間は自主隔離していなければいけません」といとも簡単に言われてしまう。

国民を抑圧することは、国民を支配する昔からの方法だ。ソビエトは物資不足と行列で人々を従わせていた。私たちは今回、遺体安置専用の巨大な建物が空の棺で埋め尽くされている写真を見せられ、政府に従わないと、私たちの未来はこうなるんだと脅され、服従させられている。

世界は今、一見すると共産主義国家のようになっているが、イギリスは少し異なっている。我が国は全面的な国家統制、強制的に抑圧された反対勢力、大企業との密接な関係と厳しい規制、中小企業の排除、民主主義の消滅といったシステムを急速に獲得しつつある。そして、ナショナリズムや人種差別によって国民を奴隷化しているのだ。

世界各地で変化が起きている。例えばＥＵでは、各国が自国の産業を支援することを禁じるルールを撤回した結果、多国籍企業は莫大な公的資金を受け取ることになった。２００８年には銀行がその恩恵を受けたが、今度は航空会社と自動車メーカーの番だ。

もちろん、少しでも資金を節約し、賢明に励んできた中小企業はこの恩恵を受けられないし、中小企業は当然、損失を被る。しかし、「無料」でお金を受け取った多国籍企業は、お金を配った国の政府と密接なつながりを持つようになる。同時に、大企業は配当金の支払いを停止するように命じられ、個人年金や企業年金に頼っている高齢者を貧困に陥れている。政府は私たち全員に大きな借金をさせようとしているのだ。借金がある人は弱く、簡単に振り回されてしまう。金利はおそらくマイナスになり、賃金は下がり、不動産価格は下がり、失業率は急上昇するだろう（余談だが、ＥＵや各国政府は中小企業を厄介な存在で支配下に置けないと考え、長い間、攻撃の対象にしてきた。過去に例のない高利貸しのような形で中小企業に政府が融資を行うと、税務調査官や官僚が各企業の口座を徹底的に調べ上げることができるようになり、最終的には「事実上」、国が所有する形になってしまう。最近では、「事実上（virtually）」という言葉は「現実（reality）」という言葉とほぼ同意義語として使われている。大企業もかつては中小企業だったから、今、中小企業をすべて潰してしまえば、10年後、20年後に大企業は存在しなくなってしまうということに政治家も官僚も税務署員もまだ気づいていない）。

これらはすべて、ファシズムを正確に定義したものである。もちろん、ファシズムは共産主義の仲の良い従兄弟《いとこ》みたいなものだが、実際にはかなり異なる。

この数か月間は人類の歴史上でも、とりわけ暗い日々であったが、冷静に考えてみると政府はすばらしい仕事をしたと思う。世界中の魂は今、闇に包まれており、希望の光は消えてしまった。最近、人々の笑い声を耳にしていない。大げさに騒がれているインフルエンザのようなウイルスへの恐怖や、少しの脅威が意図的に大混乱に陥れられてしまったことへの怒りによって、人々の笑顔は握り潰されてしまった。笑顔があったとしても、マスクの下に隠れてしまっている。経済はリセットされ（それがどういう意味であれ、私には持論がある）、私たちはスマートフォンのアプリでコントロールされることになるだろう。スマートフォンやインストールが義務化されているアプリを持っていない人は、非国民扱いされてしまうのだ。

インペリアル・カレッジのニール・ファーガソンは、数理モデルをベースにした予測を行う専門家であり、この破滅に満ちた地獄の炎の筋書きに我々を導いた張本人のように見えるが、その筋書きは、数か月前に大ブームになったスウェーデンの少女（グレタ・トゥーンベリ）と同じくらい説得力がある。

この2人には、傲慢さ、無知、そしてスポットライトを浴びたいという願望など、多くの共通点があるように思える。次のユーロビジョン・ソング・コンテスト（訳注：欧州放送連合（EBU）、ホスト放送局、約40の参加放送局が毎年開催している音楽コンテスト）にはこの2人がジョイント・エントリーすればいいと思う。彼らは『Puppet on a String（恋のあやつり人形）』（訳注：イギリスの歌手サンディ・ショウの曲で、1967年のユーロビジョン・ソング・コンテストにおけるイギリスの優勝作品）でも熱唱するのがよさそうだ。

数学的モデリング界のエディー・ジ・イーグルをコロナ詐欺のフロントに立たせている

ことは、我々の生活を乗っ取ろうとした政府から、我々がどれほど侮られているかを示しているのではなかろうか。ロックダウンのルールを破って辞任したファーガソンだが、最近、議会委員会で「もしイギリスが1週間早くロックダウンに入っていたら、死亡者数は半分になっていたかもしれない」と語った。しかし、彼はこの奇抜な主張には適切な科学的根拠がないことを認めた。

ファーガソンの話に耳を傾ける人がまだいるというのは奇妙なことだ。彼が学校に通う子どもだったら、彼の宿題を写そうとする子はいないだろう。答えが間違っているからだ。ファーガソンは自分を売り込むことだけは得意である。当初、ファーガソンは死亡者数の予測をイギリスで51万人（50万9000人でも51万1000人でもなく51万人）、米国で220万人としていた。この茶番劇の最初にも述べたが、彼の予測はいつもめちゃくちゃだった。注目すべきは、人口5000万人（イギリスの人口は6600万人）の韓国の死者数が、約300人だったことだ。もちろん韓国はロックダウンをしなかった。

この騒乱の黒幕たちは、きっと満足していることだろう。彼らは何十億もの人々の生活を破壊し、恐怖と世界的な混乱を引き起こした。これほど効果を発揮したテロリストグループは今までにいない。この詐欺のような騒乱は、すでにお金と権力を無限に持っている人々によって組織的に起こったものだ。しかし、世界中の人々が、人類は地球全体を脅かす疫病のようなウイルスと戦っているのだというストーリーを受け入れている。

ＳＦ小説『宇宙戦争（The War of the Worlds）』を、俳優のオーソン・ウェルズがアメリカのラジオでニュースのように朗読したところ、その話を信じた何百万人ものリスナーが恐怖に陥ってしまった、という話がある。イギリスは今、西欧諸国の中でもっとも統治力が低く、もっとも民主的でない国だ。詐欺に加担していない金持ちたちは大挙してイギリスを去っているので、税収面での政府の損失はとんでもないことになるだろう。今、何が起こっているのかを理解していない政府の閣僚たち（ほとんどの官僚が当てはまると思うが）は、なぜすべてがうまくいかないのかを理解しようともがき苦しみ、さまよい、そして自分たちの無知と無能さを隠そうとすることに全力を注いでいる。

科学の専門家たちは（数学者とは対照的に）早い段階からこれが新型の伝染病ではないとわかっていた。ロックダウンが始まる前には、ウイルスはインフルエンザ程度にまで格下げされていた。ロックダウンやソーシャルディスタンスのルールが必要ないことは最初から明らかだったのだ。

それでは、政府がいかに巧妙に国民を恐怖に陥れたのかを見てみよう。教師や親たちは恐怖で頭が真っ白になっているので、バカげたソーシャルディスタンスが継続されれば、学校や大学が二度と再開されなくなる可能性は非常に高い――もちろん、閉鎖も無意味な方法ではあるが。その結果、本来であれば今頃は学校に通い、夏休みを楽しみにしているはずの子どもたちが、命の危険にさらされることになる。恐怖心が植え付けられ、心に深い傷を負い、家族などの血縁者以外の人と親密な関係を築くことができなくなってしまう。たとえ学校が再開されたとしても、元通りになることはないだろう。

多くの子どもたちが教育を受けられなくなる可能性も高い。これは政府の計画なのか？教育の量を少なくすればお金もその分かからないし、読み書きのできない無知で無教養な若者は、管理しやすくなり、問題を起こす可能性もずっと低くなる。それに、将来的には熟練労働者はあまり必要なくなるだろう。失業者は増え続け、その結果、何百万もの人々が日々の糧を政府に完全に依存することになる。これは偶然なんてものではない。どんな未来が来ようが、厄介な仕事のほとんどはロボットがやってくれるようになるのだ。ロボットは、バリスタ、ウェイター、看護師、医師、料理人、その他、どんな仕事にも就けるよう訓練されている。もしあなたが何らかの仕事に就いているなら、ロボットはおそらくその仕事ができるだろうし、できるようになるだろう。しかし、考えてみたのだが、反体制派になるためのプログラムがロボットに組み込まれることはおそらくない。

勉強したい人は、通信教育のソフトを利用するようにと言われるだろう。働いている親は家で仕事をし、勉強している学生は家で勉強するようになる。

お店は非常に長い間、閉店を余儀なくされており、バカバカしいソーシャルディスタンスのルールのせいで通常の営業はおろか通常に近い営業もできないため、多くのお店が生き延びるのに苦労することになるだろう。また地方議会は、クリスマスまでには公衆トイレを確実に閉鎖するよう励み、街のどの目抜き通りも祝日を祝うような華やかな飾りつけはせず、不動産屋の看板だけになるだろう。買い物はすべてインターネットで済ませることになるだろうし、インターネットにアクセスできない人たちは、ただ飢え死にしていくのだろう――いや、もうすでにそうなっている。

ある報告によると、ウイルスに感染しているのではないか、あるいは感染するのではないかと怯えて自殺してしまう人がいるそうだ。これは、過去１世紀の間にエイズに対して誤って植え付けられた恐怖と同じで、恐怖のために自殺する人の数がエイズで死ぬ人の数を上回っていた時期もあった。だが、新型コロナウイルスでパニックになっている人たちが、毎週リサイクルゴミの回収箱を素手で扱っていることが不思議でならない。どうやら、リサイクルゴミを収集してくれるゴミ係、もとい、リサイクル専門のコンサルタントが、他にも数百個のゴミ回収箱を扱っていることは気にしていないようだ。ゴミ箱には、それに触れたすべての人の手に付いていたあらゆるウイルスがべったり付いている。リサイクルゴミ回収箱と車輪の付いたゴミ箱は、駅のトイレや５ポンドで買える娼婦よりも多くの感染症を引き起こすのではないかと私は推測している。

何千人もの開業医が事実上、診療所を閉鎖している。証拠よりも嘘を信じ込んでしまった医師たちは、恐怖のあまり電話で患者を診察し、まれに対面せざるを得ない場合には、マスク、フェイスシールド、手袋、スモックを着用する。患者ごとに診療室を消毒し、手袋なしでは患者に触れることもない。こんな不快な経験は患者にとっては恐怖でしかないし、地元のかかりつけ医を患者が避けるのは、リスクがあると考えているからではなく、一連の行為が人を寄せ付けないからだと医師たちは思ってもみない。

歯科医院は何か月間も閉鎖され、今では1日に4万人が緊急の治療を受けるために順番待ちリストに名を連ねている。開業医や病院と同じように、歯科医も医療用サージカルマスクなどを手に入れることができないと言うが、きちんと認可されたものはインターネットで購入することができる。

何百万もの人が恐れおののいているため、顔認証、虹彩スキャン、埋め込み型ワクチン、奴隷制度なども大喜びで受け入れられている。キャッシュレス社会も歓迎され、感染症で死なないと約束されれば、半分死んで、ゾンビになっても構わないと思っている。科学アドバイザーが「生き延びる唯一の方法は、バケツの中で逆立ちすることだ」とデタラメを言えば、喜んで従うだろうし、もちろん、科学アドバイザーも喜んでデタラメなネタを提供するだろう。

国民の5分の1は恐怖に駆られ、現金を石鹸と水で洗ったり消毒液の付いた布で拭いたりするが、車輪付きゴミ箱の取っ手やリサイクルゴミ回収箱の外側を洗うことなどは考えつきもしない。少なくとも、「マネーロンダリング（資金洗浄）」という言葉には、まったく新しい意味が追加されたといえるだろう。

4月以降、私は世界的な食糧不足が起きると警告してきた。石油が枯渇すれば、農業用の機械や輸送に使う燃料がなくなり、食糧不足は避けられないが、これは私たちを恐怖に陥れ、従わせるために仕組まれたものであることは間違いない。

電気自動車の愛好家たちは、電気で動くコンバインを作ることは可能だと主張するだろうし、それは事実かもしれない。しかし、巨大な農機具を何時間も動かし続けるための電気はどこから引くのだろうか？　また、近代的な肥料の生産も不可能である。

大企業はここぞとばかりに農場をなくし、ロボットが管理する工場で食品を生産しようとするが、その食品には化学物質で作られた偽装肉のようなものもある。また、遺伝子操作された食品も増えていくだろう。人間はお腹が空けば何でも食べてしまう。これはすべて、世界を支配するたくらみの一環なのだ。正しい食事をとりたければ自分で作物を植えて育てることを始めたらいい。一方、食料の備蓄は保険を買うようなもので、必要のないことを祈るだけだ。

貧しい国々にとって、欧米諸国の経済破綻の影響は計り知れない壊滅的なものになるだろう。クーデターやロックダウン、ソーシャルディスタンスのせいで、当初私が懸念していたよりもはるかに多くの死者が出るだろうし、この大規模なデマの直接的な結果として、毎年何千万もの人々が飢え死にすることになるだろう。新型コロナウイルスのデマ、スキャンダル、犯罪は、歴史上もっとも邪悪な専制君主よりも多くの人を殺すことになるだろう。

政府は我々の自由を奪おうとしているが、我々は自由を守りたいのだ。自由を守りたいという気持ちは、奪おうとする気持ちより強い。政府はただ欲のために戦っているが、我々は生き延びるために戦っている。

だからこそ、我々は勝つことができるのだ。

2020年6月17日

Chapter 19

歯科医療は崩壊している？

歯医者に行くことを楽しみにしている人はいないだろう。ほとんどの人は、歯医者に行くのは元気なときでも少し不安になると思う。にもかかわらず何週間もの閉鎖期間を経て歯科医院が再開するとなると、今まで以上にかなり不安になると思う。

英国政府と国内の歯科関連団体が協力して作り上げた悪夢のような筋書きは、どんなに元気な患者でも恐ろしいほど恐怖を感じ、クリスマス前にはほとんどの歯科医院が廃業に追い込まれてしまうのではないかとさえ思う。

歯科医は新しい法律に従うために莫大な費用をかけなければならず、しかも以前に診ていた患者の3分の1程度の診察しかできなくなるという。特に歯科医院が何か月間も閉鎖されている場合、支出が増えて収入が減るというのはあまり良いビジネスプランではないように思える。歯を健康に保つことや、歯や歯茎のケアが必須だということは長い間、釘を刺されてきたが、もはやそんなことに気を使う余裕はないと思う。長期的に見ると、イギリスの歯科医療はここ数十年で最悪の事態を迎えようとしている。もし、海外旅行が再び可能になることがあれば、歯の朽ち具合で、その旅行者がイギリス人だと見分けられるようになるだろう。

だが、歯科医に同情している時間の余裕はないので、そろそろ本題に入ろうと思う。6月15日に歯科医院を再開するため、歯科医が守らなければならないルールというものが存在する。これぞ政府の計画の一環である。たとえ、あのすばらしい映画『ドリーム・チーム』のイカれた主人公4人組が（訳注：『ドリーム・チーム』は完全突発性凶暴症のビリー、完全潔癖症のヘンリー、完全誇大妄想症のジャック、完全単純自閉症のアルバートの4人が繰り広げるコメディ映画）、アメリカのコメディ俳優、マルクス兄弟と一緒に膝《ひざ》を交えて事の計画を話し合っていたとしても、歯科治療のニューノーマルよりも厄介で、バカげていて、混沌とした計画は思いつかないだろう。

私はニューノーマルというフレーズが嫌いだ。新しいかもしれないが、ノーマルではない。今の世の中にノーマルなことは何もないし、これからもノーマルにはならないだろう。

どうやら歯科医は、政府のチーフ・デンタル・オフィサー（最高歯科責任者）という人の公式アドバイスに従わなければならないようだ。正直なところ、そんな人がいるとは知らなかったが、地域ごとにチーフ・デンタル・オフィサーがいるそうで、彼らは、代理、アシスタント、管理スタッフ軍団に守り固められていると考えて間違いないだろう。

　正式なアドバイスはまだ発表されていないし、この動画を録画した時点ではまだ発表されていなかったが、再開日まであと1週間しかないのでガイダンスは用意されていた。おそらく「歯科医院再開のための標準作業手順書」という名前がつけられ、この手順書から歯科医は再開計画に必要な方針や情報を十分に得られるのだろう。私はこれが歯科治療のニューノーマルになると確信している。

　歯科医には、エイズや肝炎などの感染症から自分や患者を守るための手順がすでにあり、何年も前からその手順を習慣的に使用してきた。こんなくだらないことを考えた事務局の人たちはそのことを知らないのだろうか？　そんなはずはない。しかし、コロナという新型インフルエンザでは、このようなことがまかり通っている。

　私は5月に、「政府が歯科医に対し、1時間に1人の患者しか診療しないように命じた」という噂を聞いたと報告した。その噂は本当だったようだ。NHSで働く歯科医は、膨大な数の患者を診なければ生活できないので、こんなルールや規制に耐えられる歯科医など正直いないと思うし、公費で賄われているNHS歯科医療の締め出しは、政府によって意図的に計画された社会のリセットの一環ではないかと疑っている。

治療費を4倍にでもしない限り、民間の歯科医院も生き残れないと思う。新しいルールをすべて守る歯科医は、生活していけるだけの患者を診療することができない。また、法律に従わない最近の悪質な歯科医に対しては、資格をはく奪するなど何らかの措置が取られることになるだろう。

そもそも、歯科医は過去3か月の間に緊急措置が必要だった患者を優先的に治療することになっている。残念ながら歯科医はエアロゾルを発生させる処置をしてはいけないと言われており、ドリルを使うことができない。つまり、歯に詰め物をしたり、超音波の歯石除去器で歯を掃除したりすることができないので、痛みを伴うほどの虫歯になった歯は抜かなければならないと思われる。歯の妖精は将来忙しくなり、義歯製造業界は急成長するだろう。

感染リスクが高いグループに属する患者は、定期的な歯科治療をできるだけ遅らせるように勧められる。今はどんな人がリスクが高いと言われているのかわからないが、これまでは、臓器移植患者、70歳以上の人、70歳以上の人と同居している人などが含まれていた。男性で、黒人で、糖尿病で、ハゲで、肥満体の人こそリスクが高いグループのトップに入るはずだが、人種差別だとかデブ差別だとか思われたくないので、誰も言いたがらない。

さて、最近よく耳にするプロトコルとやらを紹介しよう。

まず電話をかけて予約を取る。しかし、これがそう簡単なことではないのだ。その理由はこのあと数分でわかるだろう。

予約日の3日前になると、歯科医が病歴問診票、新型コロナウイルス感染症・スクリーニング問診票、同意書を電子メールで送信してくるので、すべて記入してメールで返信しなければならないが、個人情報はすべてオンライン上で漏れ、ハッカーが簡単に盗めるようになっている。電子メールにアクセスできない人は行き詰まってしまうが、人生は不公平なことだらけだ。イギリスにはパソコンや携帯電話を持っておらず、電子メールが何であるかを知らない人が何百万人もいるのだが、そのことを理解している人はいないようだ。

鳩《はと》の飼育や鳩レースはイギリスで非常に人気のある娯楽やスポーツである。そこで私は、歯科医を説得してパソコンを持っていない患者が鳩ポストを使えるようにできないかと思いついた。鳩ポストは他のどの手段よりも理にかなっている。しかし、今は紙切れを扱うことが認められなくなっていることを思い出し、鳩を使う案はボツにした。

また、歯科医は予約前にビデオ相談を行うこともある。記入済みの書類を期日までに提出しなかった場合、歯科医はほぼ確実に予約をキャンセルしてしまうので、患者は列の最後尾に並び直さなければならない。

予約日の前日には、記入した書類について再度連絡が来る。もし、患者やその家族の誰かが、感染症……いや、インフルエンザ……いや、新型コロナウイルスに関連すると思われる3937項目ある症状のうち1つでも該当するものがあった場合、予約を延期するよう求められるが、もし本当に緊急を要する状況で、治療を受けなければ自殺してしまうと誰かを説得できれば、おそらく600マイル離れた、閉鎖された緊急歯科治療ハブを紹介されるだろう。しかたがない。人生は不公平なことだらけだし、結局これが同志ボリスの歯抜けの国でのニューノーマルなのだ。

また、治療費は前払いを求められるだろう。というのも、現金での支払いはできないからだ。現金は菌まみれで薄汚れ、人を殺し、銀行が嫌うからだ。もしインターネットや電話で支払う方法がなければ、運が悪いとしか言いようがないが、紐《ひも》を使ってドアノブに結び付けて一気に歯を抜く、昔ながらの方法に頼るしかない。

さて、ここからが面白い。

治療に行く前には必ず、家で歯を磨き、水分をたくさん取り、トイレに行くように政府から忠告される。もちろん、これは患者が歯科医院の近隣に住んでいることを前提としている。歯医者まで1時間もかけて行かなければならない不幸な人は、十分な水分補給ができないし、到着時にはトイレに行きたくもなるだろう。

この大冒険に出かける際には、必要なものだけを持って行き、誰かのサポートなしでは立っていられない場合を除き、1人で治療に臨むことになる。治療室はエアコンで部屋の空気を定期的に入れ替えており、普段よりも寒くなるので必ず厚着をして行く。また、一日中、寒い空間で過ごさなければならない歯科医や看護師は、おそらく防護服の下に厚手のセーターや丈の長いコートを着ているだろうが、それでも風邪などで具合が悪くなり2週間ほど仕事を休むことになるかもしれない。もちろん、エアコンが呼吸困難や肌の乾燥、倦怠感《けんたいかん》の原因になることはよく知られているし、既存の病気を悪化させることもある。

歯科医院の入口には鍵がかかっているので、到着したら電話で受付に知らせる必要がある。携帯電話を持っていなかったり、充電が切れていたりしたら、大変だ。大声で叫んで、誰かが気づいてくれるのを待つしかない。だが、それではうまくいかない。「受付エリアに他の患者はいないし、安全に室内に入ることができる状態になった」と歯科医が電話をかけてくるのは患者が車にいるときだからだ。公共交通機関を利用している場合は、事前に歯科医にその旨を伝え、建物の中で安全に待つことができるように特別な手配をしてもらう必要がある。

この話は決して作り話ではないと約束する。安全に建物の中に入ることができたら、受付の人か看護師が鍵を開けて中に入れてくれる。スタッフはマスクやフェイスシールドなどの防護具を着用している。しかし、車から飛び降りたらすぐに中に入れてもらえるとは思わないでほしい。なぜなら、前の患者が去って次の患者が到着するまでに、スタッフはドアノブや、手で触れる共用部分をすべて消毒する必要があるため遅れが生じるのだ。

無菌状態になった治療室に入ると、床にはソーシャルディスタンスを保つためのマークが示されているので、それに従う。受付にある大きな箱に、コートやバッグなどの私物をすべて入れて、手を消毒するように言われる。マスクをしていない人は、ここでマスクの着用を促される。その後、治療室に通されるが、あなたが帰った後にはまた次の患者のために徹底的に消毒・清掃される。

なぜ歯科医は以前ほど多くの患者を治療することができなくなるのか？　なぜこの茶番劇が夏以降も続けば、大多数の歯科医は他国への移住を計画するか、他の雇用形態を探すことになるのだろうか？　その理由が見えてきたような気がする。

治療室では、歯科医も看護師も防護服に身を包む。握手もできない。歯科医が手袋をつけ、指を口の中に入れる準備ができるまでは、マスクを着用したままでいるように言われる。治療が終わったら、すぐに手を消毒してまたマスクをつけ直す。治療が終わっても、楽しいおしゃべりはできない。何か相談したいことがあれば、ある程度お互いの距離が取れ、安全が確認できる場所で歯科医から電話がかかってくる。

これらすべてを総合的に考えると、これから先、どれだけの人がわざわざ歯科医院に行くだろうか？　痛む歯に紐をくくり、ドアノブを使って歯を抜くという昔ながらの抜歯方法を選ぶ人がどれだけ出てくるだろうか？　ドアを6回叩きつけて歯を引っこ抜くほうが、こんなおかしなことをするよりよっぽど楽だと思う人もいるだろう。

最終的には、全国民がゆっくりと歯を失っていくという政府が入念に計画したニューノーマルにしぶしぶ足を踏み入れることになるが、歯をすべて失っても、空っぽの口をマスクで隠すことができると思えば、少しは慰めになるだろう。

結局、それがマスク着用の醍醐《だいごみ》味なのかもしれない。

2020年6月17日

Chapter 20

通りすがりの観察（2020年6月17日）

シンプルで安価なステロイド薬が、新型コロナウイルス感染症の重症患者の治療に役立つ可能性があることを示すのに、なぜこれほど時間がかかったのだろうか？　ステロイドは何十年もの間、重度の呼吸器疾患に対する選択薬として使われてきた。その答えは、「安価」という言葉の中にあるのではなかろうか？

店員がプラスチック（クレジットカード）で支払いをしろと主張してきたとき、私はイギリスの「紙幣」が今ではプラスチックで作られていることを指摘できたことに大きな喜びを感じた。

飛行機の中では同じ空気が常に循環していて、1人の旅行者がウイルス（それが何であれ）に感染していれば、乗り合わせた人皆に感染させてしまうということを知ったら、どれだけの人が飛行機に乗りたがるだろうか？　もちろん、このリスクは新型コロナウイルスに限ったことではない。結核はどうだろう？

先日、車の整備をしてもらった。整備工場では、機器の除菌のために追加料金を支払ったが、これはもはや当たり前のことになるだろう。歯科医院でも除菌のために料金を上乗せしていると聞いている。

ミレニアル世代がお金を持っていない理由がやっとわかった。先日、焚《た》き火をしていたら、使っていた新聞に「ガーデニングウェア」の良さを謳《うた》う記事が載っていた。ミレニアル世代は、庭付きマイホームを初めて手に入れると、慌ててガーデニング専用ウェアを買いに行くようだ。専用ジャケット、ズボン、帽子、靴、そして私の知る限りでは専用の下着まである。使い古しの擦り切れた服をいつもガーデニング用に使っているのは私だけではないと思うし、土を掘ったり、草を刈ったり、枝を剪定《せんてい》したりするために専用のズボンを買うなどという考えは私にはない。

気心知れた友人は、何店舗か店を所有している。私は彼を説得して、「入店できるのは1度に700人まででお願いします」という看板を出してもらおうと思っている。

介護施設に入居していても、自分の身の回りのことは自分でできて、食事や洗濯などのサポートだけが必要な高齢者は、（ホテルの営業が許可されたら）ホテルへの入居を検討するかもしれない。もしまたロックダウンが始まったら、病院はまた介護施設をゴミ捨て場にするのではないかと心配だ。死亡者の数は恐ろしいくらいに増えるだろう。

ここ数年、世界的に大規模な水不足が続いている。水の使用量は前世紀に比べて6倍に増加し、さらに毎年1%ずつ増加している。しかし、飲用水の採れる量は限られており、利用できる水の多くは汚染されている。国連は、2030年までに世界の水需要が水供給を40%上回ると予測しているが、それはわずか10年後の話なのだ。水不足と水をめぐる戦争の時代がやってくる。一方で、国民に20分に1回、20秒間流水での手洗いを奨励することは、むしろ不必要で、水の無駄遣いに思える。

ロックダウンやソーシャルディスタンスが原因で広まったうつ症状は、あらゆる人に強力な悪影響を及ぼしている。乳がん患者の友人は、生き続けることの意味を見出せないので、毎日飲んでいる薬をやめると話していた。

現在、精神的な病気は2種類ある。1つ目は、新型コロナウイルスに対する恐怖心で、2つ目は、権力者たちが人々の恐怖心を大げさに煽って世界を破滅させ、まったく正当な理由もなく無数の人々を殺してきたことへの怒りである。この怒りは、ウイルスへの恐怖以上に害を与えているのではないかと思う。アントワネットと私は、今の状況に精神的にひどく打ちのめされ、憂うつでまともに眠れていない。

先日、リベラル左派のヒーローとして愛されているオバマ大統領が、ジョージ・W・ブッシュ元大統領より5か国も多く爆撃を行っていたという話を聞いた。実際、彼はあまりにも多くの爆撃を行ったため、一時はアメリカが爆弾を使い果たしたこともあったという。それでもオバマはノーベル平和賞を受賞した。彼の熱狂的支持者たちはその矛盾を指摘することもない。

今年、エネルギーへの投資額は20％減少し、4000億ドルの減少となった。その結果、化石燃料への依存度が高まるが、大手石油会社は探鉱を行っていないため石油価格が大幅に上昇する可能性がある。

ニュースでは、ロンドンの通勤者の80％がバスや地下鉄でマスクを着用していると誇らしげに報道されていて嬉しくなった。逆を言うと、20％の人はマスクをしていなかったのだ。せいぜいがんばってほしい。来週には30％になっていることを期待しよう。

英国財務省は、公的年金のトリプルロック（訳注：公的年金支給額の伸び率をインフレ率、賃金上昇率、2・5％の3つの指標のうち、もっとも高いものとする制度）の一時停止を検討している。これにより、年金支給額は劇的に減少するだろう。イギリスの公的年金は、欧米諸国の中でもすでに最悪レベルだ。もちろん、公務員の多くは巨額の年金を受け取るのを心待ちにしているが、その大部分は納税者が負担している。拙書『黙示録の到来』を読んだことのある人は、こういった話を聞いてもショックを受けることはないだろう。多くの人が若者の将来を心配しているのは当然のことだが、私は年金生活者の将来も実に暗いと思っている。
私がサイトに掲載した記事やユーチューブチャンネルに上げた動画のほとんどは高評価を付けられているが、それは公平な評価とは言えない。アントワネットには考えがあり、さまざまなリサーチを行っている。サイトに記事を掲載する方法を知っているのは彼女だけで、私は椅子に座って台本を読むだけだ。彼女は、ウェブに精通している人なら笑ってしまうような機材を使って、これらの掲載作業すべてをこなしているのだ。

2020年6月17日

Chapter 21
なぜ未来のために戦うのか？　なぜ私たちは勝てるのか？

世界中で政府の運営方法に大きな変化が起きている。何週間も前に私が予想した通り、各国政府はでっちあげの危機を最大限に利用している。

香港政府は8人以上の集まりを禁止する新型コロナウイルス感染症対策措置を6月4日まで延長したが、この日は偶然にも1989年6月4日に起きた天安門事件の追悼記念日と重なっている。また新型コロナウイルスの影響で、中国では厳しい国家安全維持法が新たに制定された。

イギリスでは、株主が年次総会に出席する権利をなくす法案が制定されようとしている。株主は会社の役員らに異議を唱えることができなくなるということだ。この変更は一時的なものだと言われているが、最近では一時的という言葉は永久的と同義になっているようだ。一方で、役員らは政府から巨額の融資を受けており、政府は融資した企業の株式を取得して国有化し、国営ゾンビ企業に変えるかもしれない。

政府が大企業に補助金を与えて、最終的に満足な結果になることはほとんどない。企業の経営者が支配権を失うことは醜聞であり、年金受給者は皆、この影響を受けることになる。

これまでに起こったことはすべて、権力者が支配権を握り、私たちを奴隷にするためだ。陰謀論的なものではなく、パラノイアでもなく、非常に現実的なことなのだ。ジェームズ・ボンドの映画に出てくるような世界征服をたくらむ悪者が、まさに支配権を手に入れようとしているのだ。もちろん、悪者は1人ではなく、何人もいるのだが。

医師たちの中には、新型コロナウイルスは疫病ウイルスではないし、危険性が誇張されているとあえて声を上げる者もいたが、指摘した医師らはすぐに罰せられてしまった。ほんの1～2日前に、ある著名な医師が、ソーシャルメディア上で政府の公式見解に大胆にも疑問を呈したことを理由に、医師登録を12か月間抹消されてしまったという証拠も目にした。言論の自由や人権はどこへ行ってしまったのだろうか？　人権法の第6条によると、私たちには公正な裁判を受ける権利があり、第10条では表現の自由が認められているのに、それがどこかへ行ってしまったのだ。医師にとって、無言の服従が、聴診器や判読できないカルテの文字と同じくらい当たり前になってしまった今、政府にたてつく医師はもはや出てこないのだろうか。

この偽りの危機について発言して以来、私もインターネット上の至る所で嘘や巧妙なこじつけによって中傷され、モンスター化され、悪者扱いされてきた。半世紀にわたって国際的な製薬会社のことを悪く書いてきたので、権力者からの中傷には慣れているが、事態はこれまでよりもはるかに悪化している。政府が情報や意見を抑圧すると、最終的には当然、弾圧や専制政治が行われることになるが、私たちは今まさにその状況を目の当たりにしているのだ。

専門家たちのアドバイスは、笑ってしまうほど一貫性がない。症状のない人からも感染すると言ったり、感染できないと言ったりもする。罹患しても免疫ができないなどと言いながら、免疫ができるとも言う。夏までにはワクチンができるというが、作るには最低でも5年はかかると言う。

専門家は「トイレの便座を常に上げておけば、便座に触れる頻度が減る」と人々にアドバイスしている。だが残念なことに、便座を上げたまま水を流すと、空気中にウイルスが舞い上がり、エアロゾル粒子となって充満し、そのエリアや部屋のあちこちに危険な感染症をまき散らすということを知らないようだ。

誰かが一筋の希望を提供するたびに、政府のアジェンダに合わせて事実をでっちあげる、金で雇われたスポークスマンがその希望を打ち砕いてしまう。各国の政府は、フェイクニュースを広め、一方で真実を伝える人を、フェイクニュースを広めたとして非難することに大忙しだ。これはデマを広めるときの典型的なプロセスである。そしてもちろん、新型コロナウイルスに感染して死亡するよりもマスク着用が人を殺す可能性のほうが明らかに高いにもかかわらず「マスクを着用しなければならない」と言ってくる。

マスクを永遠につけていても安全だと言う人は、おそらくバカか嘘つきかBBCで働いている人だろう。中国では、マスクをつけて運動していた2人の少年が亡くなった。マスクは我々の人間性を奪い、恐怖心と偽りの自信を抱かせる。マスクは外科医や歯科医、強盗などを連想させたり、私たちの個性を損なうために利用されたりしている、現代のジェンダー・ニュートラルな価値観にもよく合っている。

たとえ新型コロナウイルスの患者が嵐のように押し寄せてこなかったとしても、がんや心臓病、その他の致命的な病気がある患者に対して、世界中の病院は閉鎖的である。英国政府は2億ポンドを費やしてナイチンゲール病院を建設したが、空っぽのまま、使われていない。皮肉なことに、イギリスで新型コロナウイルスに感染した患者の5分の1は病院で感染している。これも、病院が感染拡大を防ぐことに長けていないことを証明している。

新型コロナウイルスで死亡した患者の平均年齢は80歳を超えていたが、これは別に驚くことではない。というのも、2万5000人の高齢の入院患者が、津波のように押し寄せて来ると思われた（結局来なかったが）コロナ患者に病床を明け渡すため、介護施設に捨てられたからだ。高齢患者は、入院中に新型コロナウイルスに感染したかどうかの検査を受けずに退院したため、高齢で疾患のある入所者であふれんばかりの介護施設が殺戮《さつりく》の場となってしまったのである。イングランドとウェールズの介護施設には、年金生活者の3％しか住んでいないが、新型コロナウイルス感染症による死亡者の29％がその介護施設内で亡くなっている。高齢者が大量死すれば、各国の政府は莫大な費用を節約できる。私たちは統計に翻弄されており、正確な数字を把握するのは難しいが、私の控えめな見積もりによると、高齢患者の早期死亡により、英国政府は年間2億ポンドを節約できそうだ。

イギリスでは、240万人のがん患者が治療を待っているが、その多くが治療を受ける前に亡くなってしまうだろう。クリスマスまでに1000万人の患者が治療待ちリストに名を連ねるとも言われている。患者の多くは激しい苦痛のさなかにいて、待機患者リストの順番が半分にも満たないうちに死んでしまうだろう。毎朝、痛みと絶望で泣きながら目を覚ます人たちがいるのに、診療科が閉鎖されたままの病院もある。パブや美容院は開いているのに、病院の一部は閉鎖されたままだ。何千もの人々が、喘息、糖尿病、冠状動脈性心臓病などで不必要な死を迎えるだろう。死亡率の数字で唯一明るい材料は、普通のインフルエンザで死んだ人がほとんどいない、という点だ。彼らは皆、新型コロナウイルス感染症で死んだことになっている。

慈善団体も助けにならない。イギリスにある大規模な慈善団体は、今年100億ポンドの資金不足に直面しており、政府に救済を求めるだろうが、小規模な慈善団体の多くは破綻するだろう。

人々は心の慰めを奪われている。教会やモスク、シナゴーグは閉鎖されるが、パブや美容院、動物園は営業するらしい。教会の指導者たちは信者を裏切り、見捨てたのだ。王室、特に女王は、安全のために人目につかない場所に隠されるだろう。なぜなら、象徴的な人物というのは皆、民の心を慰め、抗議や革命の中心点となり得るからだ。

政府はソーシャルディスタンスを守らせるために、学校や教会、病院を閉鎖すると主張しているが、警察は社会を混乱させる恐れのある大規模なデモを容認していて、支配者になりたがっている人たちの目的と合致したことをしている。

最終的な被害は甚大なものとなるだろう。イングランド銀行によると、今年の英国経済は14%落ち込む見込みであり、これは1706年以来最大の落ち込み幅になる。米国では、1930年代に匹敵する規模の失業者が出ている。

世界中で、法律がより厳しく、より押し付けがましくなっている。ロックダウン、ソーシャルディスタンス、マスク着用に関する法律が作られ、イギリスではロンドンの警察が民衆のデモを口実に外出禁止令を導入した。

ソーシャルディスタンスは永続的になりそうな兆しがある。都市や町では、歩行者がお互いの距離を安全に保つことができるように、すでに歩道を拡張している。自転車専用レーンも同様に拡張しているので、自動車の専用車線が減り、渋滞が増え、運転速度は遅くなるだろう。要人専用の特別車線が作られるのはいつになるだろうか？　ソビエトでは一般的だったが、イギリスでもロンドンオリンピックのときに試行された。

何が許され、何が許されないのか。人々の混乱は、あまりにもバカげたレベルに達している。ドイツのある州では、売春宿を再開する計画を断念した。閉鎖されている近隣の地域から売春婦や娼婦が州に流れ込んでくるのを心配しているからだ。元最高裁判事のジョナサン・サンプション氏は、英国民の誰よりも法律を理解していて、説得力のある人物のはずだが、他の世帯の人とのセックスは「社会的交流を目的とした集まり」に分類されると指摘している。つまり、夜ではなく昼間に行われ、家の中ではなく庭で性行為が行われるのであれば、合法なのだと解釈できる。セックスワーカーが関与している場合、話は別で、セックスワーカーは仕事目的で行為が必要なので、屋内で夜に性的行為を行うことができる。

買収された〝マスマーケットメディア〟は、広めろと言われた嘘は何でも熱心に広めてくれるし、新たなホラーストーリーで人々の恐怖心を増大させる。私はBBCのドラマが、ソーシャルディスタンスやロックダウンをノーマルで必要不可欠なことのように見せてくれると信じている。

このような状況の中で、私はあるパターンと目的を見極めることができるようになった。世界中を見渡せば、政府が国民に対し、何を計画しているのかがわかる。

2017年、中国政府は国民のDNAと虹彩のスキャンデータを集め、大量のデータベースを作成した。中国警察は、血液型や指紋も集めていた。これ以上、何を集めようというのか。中国政府は2019年6月までにスマホユーザーになりうる人全員に強制的に顔認証を要求した。新しいスマホを購入しても、顔認証でIDが照合されるまで、あるいは照合されない限り、電話番号は与えてもらえない。消費者はこの新しいテクノロジーを歓迎していると報じられていた。

ロシアでは、自主隔離をしている人が自宅にいることを証明するために、専用のアプリを使って携帯電話で自分の写真を撮影しなければならない。

アメリカのオハイオ州で学校再開となれば、4800人の児童が発信器をつけて、一日中、位置を追跡される。この発信器のおかげで、当局は児童がどこに座っているか、誰に会ったかなどを記録することができる。もちろん、これは新型コロナウイルスの再流行を防ぐためである。この技術がうまくいけば、コロナよりも早く広まることは間違いない。

中小企業はこぞって破滅させられる一方で、大企業は巨額の助成金で潤い、増強されてきた。この助成金は政治家が納税者の承認を得ず、知らないところで手渡した金だ。高齢者、病弱な人、障害者など感染リスクの高い人たちは、まだまだたくさんいるし、まだまだ生き残っているので、お金がかかる。彼らは遺伝子プールを弱めているので駆除されなければならない。

これは常に政府の計画の一部だったし、事態がさらに悪化することは間違いない。すぐに止めなければ、手遅れになってしまうが、計画は止められないだろう。「自由」や「民主主義」といった言葉の使用が、この先確実に禁止され、辞書でしか見られなくなる社会になれば、私たちはそんな社会の奴隷になる運命にあるのだ。

なぜ政府は自国の経済を意図的に破壊したのか？　それは再編するためである。この騒動は、支配、お金、権力をめぐる戦いであり、たまたまタイミングよく手に入ったマイナーなウイルスが引き金となったのだ。一本鎖プラス鎖RNAウイルスに分類されたウイルスが、タイミングを見計らって歴史に躍り出たのである。イギリスの景気低迷は、G7の中でも最悪になると予測されているので、主要経済国の中でもっとも厳しい打撃を受けるだろう。その原因は何か？　ボリスと彼の愚かな仲間でさえ、そこまで無能ではない。これは計画的に行われたに違いない。

もし新型コロナウイルスの第2波や、新型の致死的ウイルスによる新たな感染者がいないとすれば、それは多くの国民が、生活を乗っ取られようとしているという真実を知り、その真実を共有することを政府が恐れているからに他ならない。

政府は私たちを弱らせるために、閉じ込める必要があるのだ。マスクは、政府の嘘をよそに、私たちを弱らせ、感染のリスクを高めてしまう。閉じ込められるとビタミンDが欠乏するし、他人との接触がなければ、他の感染症に対する免疫力も低下する。

洗脳については、以前私が紹介した動画「あなたは洗脳されている（その方法を教えよう）（You've been brainwashed, here's how they did it）」（スクリプトは第1巻に掲載）で説明した通りの方法で続くだろう。まだご覧になっていない方は、ぜひ見つけて観てほしい。政府は、行動心理学者が提唱するありとあらゆる手口を使って、戦争のような状況を作り出し、私たちを怖がらせようとしている。友人や隣人たちから引き離し、弱体化させ、白人と黒人、信者と非信者などの派閥に分けて、政府を憎むよりも、お互いをせっせと憎むように仕向けているのである。もし国民が第2波から逃れることができれば、その後は、ゾンビ化した人間たちが政府推奨のワクチンや皮下埋め込み物を懇願するまで、第3波、第4波が続くだろう。

私たちは、現在、未来、そして子どもたちの未来のために戦っているが、難しい戦いになると思われる。何兆ドルものお金を未来の世代から借りているが、子どもたちは学校に行かせてもらえず、自分たちの世界に何が起こっているのかを理解するために必要な数字や読み書きの能力さえ身につけられないのだ。

私たちにとって厄介なのは、頭のおかしな科学者や政治家ではなく、ゾンビ人間たちだ。政府の嘘を何も疑わずに受け入れ、忠実にマスクを着用し、ソーシャルディスタンスを保つために歩道を降りて歩く人々のことである（ところで、私はそういう人々を「羊」とは呼びたくない。私は羊を飼ったことがあるが、とても知的な動物だ。ファーガソンなどよりもはるかに聡明である。私が飼っていた羊には、国を不要な軟禁状態にしたものはいなかった）。

政府は、沈黙のスパイラルと呼ばれる現象を利用して、私たちのことも抑圧している。

今や多くの人が、自分の考えが世間の考えと違うのではないかと恐れている。ウイルスによって人権が奪われることを良しとは思っていないが、世間の大多数が政治家や国の科学者を信じているのではないかと不安になり、恐怖心から沈黙を守っているのだ。私たちは、声を上げることに不安を感じている人たちを励まさなければならないし、恐怖で動けない人たちを目覚めさせなければならない。

ジェームズ・ボンドの悪役のような連中、つまり、支配、権力、お金を求める人たちは、グローバル・リセットについて話している。彼らいわく、今は経済を再編するのに適した時期ということだ。だからこそ、新型コロナウイルスの第2波がどうしても必要であり、国民を抑圧し、恐怖心を与え、追い詰める必要があるのだ。

政府は、ワクチンや身分証明書を使って、国民の行動を逐一監視する煩わしいアプリを導入したいと考えている。国民を貧困化させ、インターネット上で完全に支配することを望んでいる。また、金融秩序を再構築しようともしている。その目的は、選挙で選ばれたわけでもない億万長者たちがテーブルを囲んであれこれ画策している「世界政府」を作るために、ソーシャルエンジニアリング（訳注：ソーシャルエンジニアリングとは、ネットワークに侵入するために必要となるパスワードなどの重要な情報を、情報通信技術を使用せずに盗み出す方法）を導入したいからである。彼らは、大規模な優生政策を導入し、病人や社会的弱者、虚弱な人、高齢者や感染リスクの高い人を排除しようとしている。大衆から医療を奪い、ますます多くの人を死なせたがっている。

もし、今起こっていることの重大さについて、私の話を信じない人がいるのならば、あまりに危機感がなさすぎる。

これは戦争だ。我々は一方にいて、もう一方には、世界中の政府、大手放送局を含むマスメディア、プロの検閲官、そして嘘やプロパガンダ、フェイクニュースでインターネットを支配しようと全力を尽くしているファシストたちがいる。だが、フェアな戦いでないことは肝に銘じておいてほしい。彼らには、お金、権力、支配権という勝つための大きな力がある。

しかし、私たちには、自由や人格という失いたくないものがある。彼らは私たちを奴隷にしたがっているが、私たちが求めるのは自由と人権だ。だからこそ、私たちは自分が思っている以上の力を持っているのである。

今のところ彼らの生活は、配達ドライバー、スーパーの従業員、工場の作業員、店員、病院のスタッフなどがいないと成り立たない。私たちが彼らに立ち向かい、嘘を受け入れなければ、彼らは負けるだろう。マスクをつけろとか、愚かなルールに従えなどとしつこく要求してくる人々のことは笑い飛ばすべきなのだ。

私たちは自分で思っている以上に力を持っている。彼らは自由を奪おうとしているが、我々は自由を守りたいのだ。自由を守りたいという気持ちは、奪おうとする気持ちより強い。彼らはただ欲のために戦っているが、私たちは生き延びるために戦っている。だからこそ、私たちは勝つことができるのだ。私の考案したマントラを思い出してほしい。

政府を信じるな
マスメディアを信じるな
嘘と戦おう

マスコミのサイトを訪問することがあれば、彼らが不正を暴くことができないことに嫌悪感を示す丁寧なメッセージを送ろう。

２０２０年6月18日

Chapter 22

あなたも「死ぬべき人」のリストに入っているかも？

今から、私が過去50年間、健康問題に関する記事を書いてきた中で遭遇した、おそらく最も衝撃的な「証拠」について話をしよう。これは、私にとっても「恐ろしい」という言葉では言い表せないほどおぞましい話なので、皆さんもきっとショックを受けるだろう。

話は少し前に遡る。ここ数か月、インターネット上では、患者本人や患者の代理人が蘇生措置を拒否する書類に署名を促されたという話題でもちきりだ。この書類はＤＮＲフォーム（Do Not Resuscitate Form の略）、またはＤＮＡＲフォーム（Do Not Attempt Resuscitation Form の略）と呼ばれている。

英国中の開業医が、高齢の患者や慢性疾患がある患者に連絡を取り、２つの質問をしている。１つ目は、「あなたのカルテに蘇生措置を希望しないと記入しても構いませんか？」。２つ目は、「具合が悪くなっても入院を希望しないという注意書きをカルテに書いても構いませんか？」。

肯定的な回答を引き出すための巧妙な言葉遣いに注目してほしい。この質問方法は、いかさま師である世論調査員や保険の外交員が使う手口で、自分たちが欲しい答えを相手から確実に引き出せるようにする誘導質問である。

ある開業医は、自閉症の成人の訪問介護サービス宛に、患者が重篤な状態に陥った場合、介護者は患者が蘇生措置を施されないような計画を立てるべきだ、という内容の通知を送った。他の開業医も、同様の内容の手紙を高齢者や障害者の介護施設に送っていたし、また、学習障害のある患者が入所する介護施設や介護住宅に対しても暗黙の了解になっていた。

もちろん、これは今に始まったことではないし、すべてが新型コロナウイルス騒動のせいではない。ダウン症の51歳の男性は、障害を理由にDNRが下され、心停止や呼吸停止の際には蘇生措置を施さないよう指示が残されていた。同意書への署名はなく、患者やその親族との合意もなかったが、NHSの担当部門の責任者は「この方針は専門機関から出された国のガイドラインに完全に準拠している」と述べた。また、ある大規模な慈善団体のリーダーは、学習障害のある患者に対して、本人の理解や家族の同意なしに、DNRの指示が頻繁に出されているようだと述べていた。

これはもちろん、違法行為である。2015年に遡るが、イギリスの高等裁判所は、精神疾患を持つ患者の介護者はDNRを適用する前に話し合いをすべきだという判決を下したが、ニセコロナ禍では無視されるケースが相次いでいる。

50代の目の不自由な男性は、「視覚障害と重度の学習障害」を理由にDNRが下された。また、てんかんの男性にもDNRが指示されたり、今年の3月末にはウェールズの開業医院がハイリスク患者に、もし新型コロナウイルスに感染した場合には、DNRフォームを記入するよう促す手紙を送ったりした。そこには、「あなたが入院措置を受けられる可能性は低い」と書かれていた。

ブリストル在住のある女性は、かかりつけ医からの電話で「新型コロナウイルスに感染した場合、病院にも行かず、治療も受けないということをカルテに記載してもよいか？」と聞かれた。新型コロナウイルスに関する私の著書やサイトでも同様の「証拠」を多数紹介している。

しかし、これは本当に合法なのだろうか？　いやはや、許可を得れば合法なのだ。イギリスには、NICE（国立医療技術評価機構。National Institute for Health and Care Excellence の略）という、医療界の公式諮問機関がある。NICEの判決は非常に重要だ。NICEは、高齢患者の治療方針を決める際、元々どれくらい元気だったかを簡便に判断するために9つの段階にカテゴリー分けしている。もし患者がカテゴリー1に属するなら、健康状態が良好ということになる。カテゴリー9に属するなら、寿命はあと半年未満だということになる（ただし、NHSのスタッフはときに都合良く、「末期で死期が近づいている」という新たなカテゴリーを考え出してくることもある）。

2020年4月29日、NICEは蘇生ガイドラインに関する勧告の改訂版をNHSスタッフに出し、「医師は、CFが5以上のすべての成人患者と、DNARの可能性について慎重に話し合うべきである」と述べた。これは、新型コロナウイルスのデマを受けて出されたものである。

医師や看護師は、「患者が望んでいる目標をもはや達成することができないと総合的に判断できる」場合には、重症患者の治療を見直すべきだと指示された。極悪組織が使うこの遠回しな言い方はいったい何を意味するのだろうか？　また、CFとは何だろうか？CFが5というのはどういう意味だろうか？

CFとは、クリニカルフレイル（clinical frailty）の略で、全部で9段階ある。CFが5の場合、患者は軽度の虚弱者であり、負担の重い家事、買い物、食事の準備に支援が必要な場合がある。CFが6の場合は、中程度の虚弱者で、入浴に介助が必要である。CFが7の場合は、重度の虚弱者で、生活全般において介助を要する。

患者が明らかに死にかけている場合、蘇生措置を続けることは残酷で無意味であると主張することもできるだろう。それがDNRが考案された理由である。DNRは本来、余命数時間の患者のための権利であり、患者が「生き続けようと無理な努力」をすることは公平ではないと考えられていた。

しかし、今は違う考えで使われている。

現在、イギリスの国民健康サービス（NHS）では、負担の重い家事や、食事の準備、買い物に行くことが困難であり支援が必要な患者は、救命や治療に適さないと考えられている。私の場合、軽くほこりを拭き取るくらいの掃除ならなんとかできるだろうが、それ以上のことをするには、自分の能力以上の努力が必要になる。食事の準備をするのも大変だし、買い物に行くのも嫌いなので、おそらく、私はCF―5に振り分けられ、希望は持てず、転んで腕を骨折しても、NHSは手術はおろか、抗生物質や鎮痛剤も拒否するよう勧めるだろう。

新型コロナウイルスのデマ以降、NHSは障害者を救おうとはせず、介護施設にいる患者全員に対し、定義上では積極的に治療を行わないとして殺人を正当化している。

元来、NICEは「自閉症の患者は虚弱度が高いと評価すべき」だと医師に助言していたが、正直なところ、この助言がいつ削除されたか、または削除されているかどうか、いまだによくわからない。そこで、他の団体に確認してみた。

BMA（英国医師会）のサイトはあまり役に立たなかったが、財務的なアドバイスを求める医師のために役立つ商用のウェビナーがあった。BMAは結局のところ、患者ではなく医師のために存在する、いわば医師の労働組合なのだ。

また、GMC（英国医事委員会）は奇妙なことに、「死期が近づいている」とは、「今後12か月以内に死亡する可能性が高い患者である」と定義づけ、この議論に加担していた。

もちろんこれは、GMCの体制を引っ掻《か》き回す高給取りの官僚が要求したであろう、危険な戯言である。なぜなら、患者が12か月以内に死ぬかどうかを判定するなんて不可能だからだ。「12時間以内に死ぬかもしれない」と言うことは可能かもしれないが、12か月は無理だ。傲慢な医師と無知な官僚だけが、「その患者が12か月以内に死ぬかもしれない」と主張している。大昔、私がGPだった頃は、余命数か月と言われながら、長生きした患者をたくさん見てきた。今でもよく覚えているのは、幼い子どもを抱えた2人の患者である。余命数か月と宣告されたにもかかわらず、2人とも何年も生きていた。絶対に諦《あきら》めず、「何としても生きたい」という純然たる強い意志があったから生き延びたのである。もしGMCのルールが適用されていたら、彼らは殺されていただろう。あるいは、成り行き次第では、病気になって介護が必要になることを見越して、ひっそりと安楽死させられていたかもしれない。

いろいろと調べているうちに、こんな記述も見つけた。

「医師には、不治の病とされる患者、つまり精神疾患や障害者に慈悲深い死を与える権限がある」。これをもう少し掘り下げて調べてみると、この政策声明の日付は1939年10月で、提唱者はアドルフ・ヒトラーという有名な「医学者」であることに気がついた。

ヒトラーの政策は、1920年にある精神科医と弁護士（何という致命的な組み合わせだろう）が書いた本を基に作られた。書籍の内容は、経済的救済のために「生きていても役に立たない人々」を殺すことは正当化される、というものだが、ヒトラーの政策は最近のNHSの公式方針と不快なほど似ているように私には思える。

ヒトラーの政策は、不治の病の患者、身体的・精神的障害者、高齢者を殺すというものだったが、さすがのナチスでさえもこれは少しやりすぎだと感じていたようで、1941年に正式に廃止された。

だが、NICEからの勧告はいまだ有効であり、NHSは、高齢者、障害者、虚弱者の救命治療を拒否する方向でいる。年齢や体力だけを理由に治療を拒否するのは、ナチスの時代にあった優生学のようなものであり、イギリスでは今でも社会的浄化が健在なようだ。人を救えるのに救わないということは、人を殺しているのと同じである。マット・ハンコック保健相の出したNHSの方針とアドルフ・ヒトラーの政策には、それほど大きな違いがあるようには思えない。患者の許可の有無にかかわらず、DNRフォームを患者に貼り付ければ、その患者を死に追いやることになる。誰かを騙して蘇生拒否に同意させたとしても、それは同罪である。

私の考えでは、NHSはナチス化している。NHSには優秀な医師や看護師がたくさんいるが、悪魔のような極悪人もたくさんいる。組織に服従している者たちは、愚かにもNHSに拍手を送っており、NHSは意図的に死亡通知やDNRフォームを虚弱者や高齢者に送り続けていた。英国人ならNHSに対して拍手を贈るのではなく、かかとを揃えて鳴らし、「ハンコック万歳」とナチスさながらの派手な敬礼をすべきなのだ。

医者がナチスのように振る舞い、国にとって重要でなく、お金がかかり、犠牲にしてもいいと思われる人々の治療を拒否することを許可したのはいったい誰なのだろうか？　私は、この規制の下で患者にDNRを指示した医師、看護師、事務局員は1人残らず解雇され、逮捕され、投獄されるべきだと考えている。何のためにこんなひどい仕打ちをしたのかはわからないが、きっと何か魂胆があるはずだ。この人たちはこんな残酷なことをしているのに、夜はぐっすりと眠っているのだろうか？　自分たちがケアすべき人々のことを何とも思っていないのだろうか？　医療従事者が全員、心の底から人を救うという使命感を持っているわけではないとわかってはいる。しかし、DNRフォームをばらまいていた人たちは、人々のケアをするために給料をもらっているのにもかかわらず、その人々を裏切ったのだ。DNRは、正真正銘の末期の患者が尊厳ある死を迎えられるように考案されたものであり、政府の方針によって引きずられ、何度も方向性を変えるようなことがあってはならない。DNRは、本来、スペインの暴君フランコ将軍によって引き起こされた事態（訳注：フランシスコ・フランコはスペインの元国家元首。スペイン内戦（1936～39年）後の独裁政権を率い、数十万人を虐殺したとされる）を避けるために必要な医療制度だったが、今のイギリスの医療機関にはナチスの死の天使、ヨーゼフ・メンゲレ医師（訳注：第二次世界大戦中にアウシュヴィッツで勤務し、収容所の囚人を用いて人体実験を繰り返し行った医師）のクローンが何千人も働いている。私が大げさに騒いでいるだけのように聞こえるかもしれないが、悲しいことにそうではない。メンゲレ医師が今のNHSにいたらきっと大活躍するだろうし、拍手や称賛にも喜んでいただろう。

NICEは直ちに解散すべきである。こんな組織はないほうが私たちは幸せだ。そして、今のうちにハンコックを追い出すべきである。ハンコックは、首をくくられ、はらわたを取り出され、体を四つ裂きにされるべきなのだ（訳注：国家反逆罪などの重罪人に対して主にイギリスで行われていた残忍な刑罰。刑場までそりに乗せて引き回され、生きたまま首をくくられ、内臓を取り出されて目の前で焼かれ、最後には首を落とされて体を四つ裂きにされてさらされる）。

一方で、もし自分や知り合いがCF－5以上の判定を受けていると考えられる場合は、「死ぬべき人」のリストに名前が載っていないかどうか、かかりつけ医に聞いてみるのもいいかもしれない。

2020年6月18日

Chapter 23

注入されたくない人へのアドバイス

注：本章はこのテーマに関する動画を一語一句、書き起こしたものである。「ワクチン接種」ではなく「注入」という言葉を使ったのは、当時、「ワクチン」や「ワクチン接種」という言葉を使うと、確実に検閲に引っかかっていたからで、動画が削除されるのを防ぐために言葉を言い換えていたのだ（おかげで削除されずに済んだ）。だが、時が経つにつれて、検閲官の関心は「マスク」や「ソーシャルディスタンス」などの言葉に移っていったようだ。

この動画は、IT専門家が言うところの「マルチメディア・プレゼンテーション」である。特に私は、テクノロジーに苦戦しているので、一生懸命集中して取り組まねばならない。

皆さんは驚くかもしれないが、私が長い間この世界に身を置いているのは事実であり、その中で、人前で口に出すと未曽有の事態を引き起こしてしまう言葉が2つあることを学んだ。実際、この2つの言葉を使ったら、この動画はたった数時間で削除されると確信している。中国政府は、私がワクチン接種をテーマにした記事を中国の新聞に書いたせいで、私の著書をすべて発禁処分にしてしまった。

ということで私は別の言葉を使うことにしたのだ。この動画では、(※以下、紙に書いたカッコ内の文字を声に出さず見せながら)［ワクチン］の意味では［注入物］という言葉を、［ワクチン接種］の意味では［注入された］という言葉を使うことにする。

こうした巧妙なごまかしを使えば、この動画を最後まで見てもらうことができる。というのも政府の手下として働いている検閲官は、タイトルやキーワードがセキュリティ規に違反しているという理由だけで動画を削除してくるのだ。もちろん、動画の全文は、検閲官が困らないように適切な位置にアスタリスクを付けて、私のサイトで公開する予定だ。

さて、以上で紹介を終わりにしよう。ここから本題に入る。何年か前、私は「注入物」と「注入プログラム」についての本を書いた。半世紀ほど前から注入物の研究をしており、その本には、私が医学雑誌から集めた情報がぎっしりと詰まっていた。

本の最後に私は、「注入物は安全ではないし、価値のないものなので、私自身はこれ以上注入されることはあえて選ばないだろう」という見解を示した。これは純粋な個人的見解であり、他人の見解に対しても完全に公平でありたいと心に決めていたので、私の見解は、大多数の医師、看護師、保健師、ジャーナリスト、戦争犯罪者などによってシェアされてきた見解とは異なることを強調しておく。読者の皆さんには、入手可能なすべての証拠に基づいてご自身で判断されることを提案する。また、注入されることを黙考している方は、ご自身の医療アドバイザーに相談することを強くお勧めする。

要するに私は、誰に対しても「注入しないように」とか「子どもに注入させないように」とはアドバイスしないということだ。なぜなら、私は単なる作家であり、人に指図するのは私の役目ではないからだ。作家としての私の役割は、（政府や医療関係者が提供していない）情報を提供することと、読者の皆さんが注入プログラムを検討する際には、どのような質問を医師にすればいいかのアドバイスをすることだけだ。

ということで、自分の子ども（または自分自身）に注入する前に、私がこの本のために書いた必須の質問を医師に尋ねてみてはどうだろうか？

これから紹介する質問は、２０１１年に書いたものだが、当時と同様に今でも有効である。

１．注入物が投与される病気はどの程度危険なのか？（正確には、その病気によって死亡したり、身体的障害が残ったりする可能性はどれくらいあるのか？）
2. その注入物にはどのくらい効果があるのか？
3. その注入物はどのくらい危険なものか？（正確には、注入物によって死亡したり身体的障害が残ったりする可能性はどのくらいあるのか？）
4. どのような副反応が出るか？
5. どのような患者には、投与してはいけないのか？
6. この注入物は、私（もしくは私の子ども）を病気から守ることを確約してくれるか？確約できない場合、具体的にどのような保障をしてくれるのか？
7. この注入物が私（もしくは私の子ども）に害を与えないことを保証してくれるか？もし保証できない場合、具体的にどのような危険性があるのか？
8. この注入物によって引き起こされるいかなる健康への悪影響に対しても、あなたは全責任を負えるか？
9. 注入物の投与は絶対に不可欠なのか？

医師が話した内容はメモし、確認のサインをしてもらおう。また、医師や看護師があなたに注入物を投与したがっていたら、その注入物は必要不可欠でかつ安全なものであり、あなたは投与されるにあたって十分健康であることを、医師や看護師に頼んで書面で示して確約をもらっておこう。そうすれば、医師や看護師の注入物を投与したいという（そして、あなたと一緒にいることに対する）熱意が急に冷めてしまうかもしれない。

さらに私は、「医師や看護師に、彼らが勧める注入物のリスクと便益の比率を調査し、すべての証拠を精査した上で〝注入物が安全で必要不可欠であると判断した〟ということを書いた確認書を渡してもらう」ことを提案した。

正直で、思いやりがあり、十分な情報を持った医師や看護師であれば、確認書へのサインに反対するはずがない。もしものときには事実上、責任を負うことになるのだから。同様に、自分の子どもに注入物を投与することを心配している親たちには「万が一、副反応があった場合には法的責任を負う」という書類に署名してもらうべきだと提案した。しかし、署名することに彼らが難色を示す可能性はある。

忘れてはならないのは、注入を支持する話をしたり記事を書いたりする医師（ほぼすべてのGPを含む）のほとんどは、注入物でお金を稼いでいるということだ。一方で、注入物の投与に反対する、あるいは疑問を呈する医師は、何の得にもならないどころか、逆に自分のキャリアを危険にさらしている。

私が注入物についての本を書いたことは事実だ。本を書くことは、私が生計を立てるために何十年もやってきたことであるが、正直なところ、この本は書かなければよかったと思っている。私なりの結論があるとはいえ、公正な本にしようと最善を尽くしたが、かなりのトラブルに巻き込まれたし、嫌がらせも受けた。絶版にしてしまおうと何度も考えたが、そうしたところで私への批判はなくならないと判断してやめた。

注入物の価値に疑問を呈したことで、私の本は多くの国で出版禁止になってしまった。例えば、かつてベストセラーになったこともある中国ですら、私の本はまったく入手できなくなってしまった。

この本の中で私は、注入を担当した医師から「注入物のロット番号」を教えてもらうことを提案している。また他にも、医師の名前、製造日と時間、投与した時間や診療所の住所も必要である。医師や製薬会社、政府を相手にした訴訟が失敗するのは、こういった情報を持っていないからだ。

注入物の投与に関しては賛否両論があることをよく理解しているし、私は医師の資格を持つ者として「注入物の安全性や効果は証明されていない」と考えている少数派であることも承知している。注入物について見解を述べたせいで、驚くほどたくさんの誹謗《ひぼう》中傷も受けてきた。私に関する嘘やあからさまな誤報を掲載しているサイトは数えきれないほどある。注入物に対する疑念や、安全性や効果を証明する証拠がないことを指摘したことで、私は嫌われ者になり、いろいろな場所で悪口を言われるようになった。世界中の政府は、近年、注入物の投与を批判する人々を黙らせようと躍起になっているが、注入物の肯定派たちは、私の著書や注入物に関する記事を読んだことがないのではないかと思う。

私を猛烈に批判する者の中には、私の著書を一度も読んだことがないと豪語する人もいる。私は常に確かな事実に基づいて自分の意見を述べてきたし、賛否両方の視点を考慮せずに自分の意見を受け入れてもらおうとしたことはないが、注入物の肯定派たちは、非常に一方的な見方をする傾向がある。自分たちの意見が正しく、それ以上の議論はしないと。事実や証拠には興味がないのだ。

私はこれまでに何度も「テレビやラジオの生中継で、政府の主席医務官と注入物について議論したい」と述べてきた。実際、私は医学的な資格を持つ12人の注入物肯定派と一斉に討論することを申し出たが、こういった申し出はいつも拒否されてきた。医学的な資格のある注入物肯定派たちは、自分たちが正しいと断言している。しかし、公の場で議論したり、自分の意見を死守したりするほどにはこだわっていない。私はそれが不思議でならないのだ。

もし自分の意見に自信があるなら、私を打ち負かそうとするだろうし、自分たちが熱列に支持している注入物が〝安全で効果的〟であることを証明する機会を歓迎するだろう。

結局、肯定派の自信は「医者に何度も注入物を投与してもらうべきだ」と国民に指示を与え続ける程度のものでしかない、ということになる。

2020年6月18日

ヴァーノン・コールマン（Vernon Coleman）
ドクター・ヴァーノン・コールマンは、あなたもよく知る「重大な危機」をはじめから疑問視していた。2020年の2月末にはすでに、自身のウェブサイト（www.vernoncoleman.com）で、「専門家チームが政府に助言するのは、あまりにも悲観的な行為であり、騒ぎを大きくしているように感じる」と述べていた。さらに、3月のはじめには、死亡率の数値がどのように、そして、なぜ歪められたかを説明した。3月14日には、政府の政策がこの病気そのものよりも多くの死者を生み出すと警告し、3月18日のユーチューブ動画では、政府が「危機」を利用して高齢者を虐げ、強制的にワクチンを打とうとしているのではないかという懸念について語った。
3月19日、英国の公衆衛生機関と危険病原体諮問委員会は、この〝危機的〟な感染症は、重大な影響を及ぼす感染症ではないと決定し、重要度が下げられた。しかし、感染の重要度が公式に下げられたわずか数日後、政府は警察に特別な新しい権力を与え、何百万もの人々を自宅軟禁下に置く緊急法案を発表した。元医師のドクター・コールマンは、『サンデー・タイムズ』のベストセラー作家でもある。彼の著書は英国で200万部以上売れ、25の言語に翻訳されて世界中で販売されている。また、彼は庶民院と貴族院に証拠を提示し、その活動は政府の方針を変えた。

田元明日菜（たもと あすな）
1989年生まれ。早稲田大学大学院文学研究科修了。訳書に『タオ・オブ・サウンド』（ヒカルランド）、『つのぶねのぼうけん』『すてきで偉大な女性たちが世界を変えた』（化学同人）、共訳書に『ノー・ディレクション・ホーム：ボブ・ディランの日々と音楽』（ポプラ社）などがある。

コロナとワクチン　歴史上最大の嘘と詐欺②
暗黒の未来へようこそ！

第一刷　2021年9月30日

著者　ヴァーノン・コールマン
訳者　田元明日菜

発行人　石井健資
発行所　株式会社ヒカルランド
〒162-0821　東京都新宿区津久戸町3-11　TH1ビル6F
電話　03-6265-0852　ファックス　03-6265-0853
http://www.hikaruland.co.jp　info@hikaruland.co.jp
振替　00180-8-496587
本文・カバー・製本　中央精版印刷株式会社
DTP　株式会社キャップス
編集担当　田元明日菜

ISBN978-4-86742-026-3

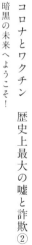

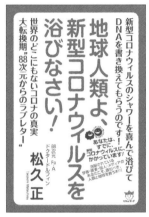

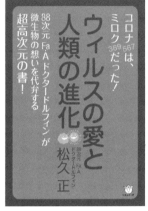

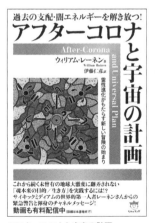

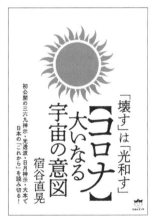

ヒカルランド　好評既刊！

地上の星☆ヒカルランド　銀河より届く愛と叡智の宅配便

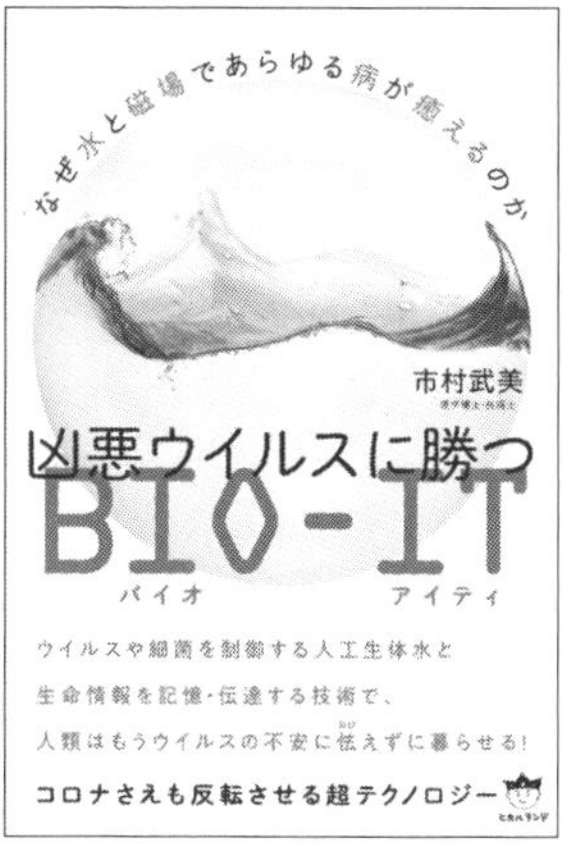

凶悪ウイルスに勝つBIO-IT
（バイオ アイティ）
著者：市村武美
四六ソフト　本体2,000円+税

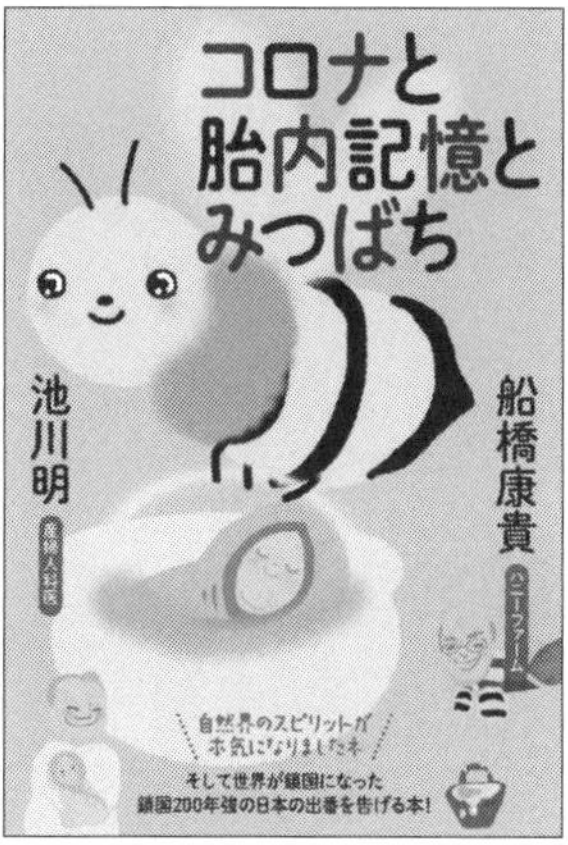

コロナと胎内記憶とみつばち
著者：船橋康貴／池川 明
四六ソフト　本体2,000円+税

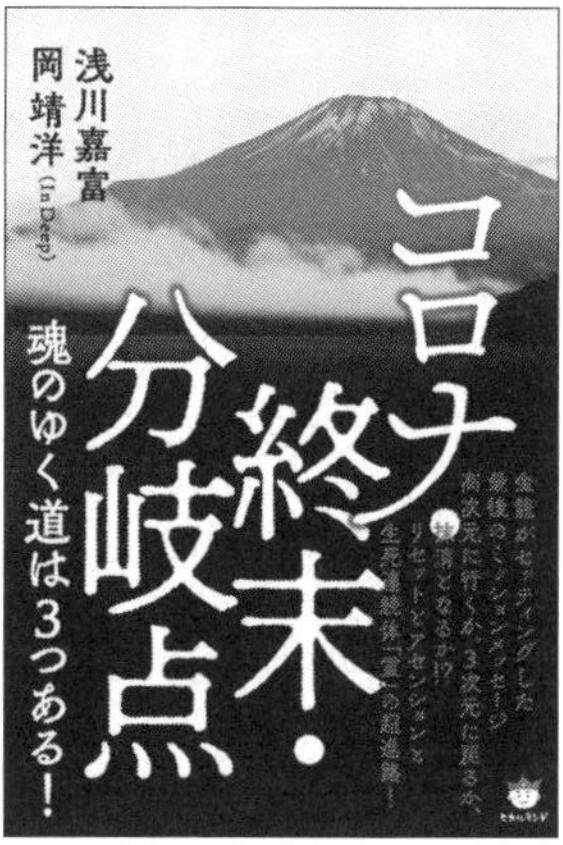

コロナ・終末・分岐点
魂のゆく道は３つある！
著者：浅川嘉富／岡 靖洋（In Deep）
四六ソフト　本体2,000円+税

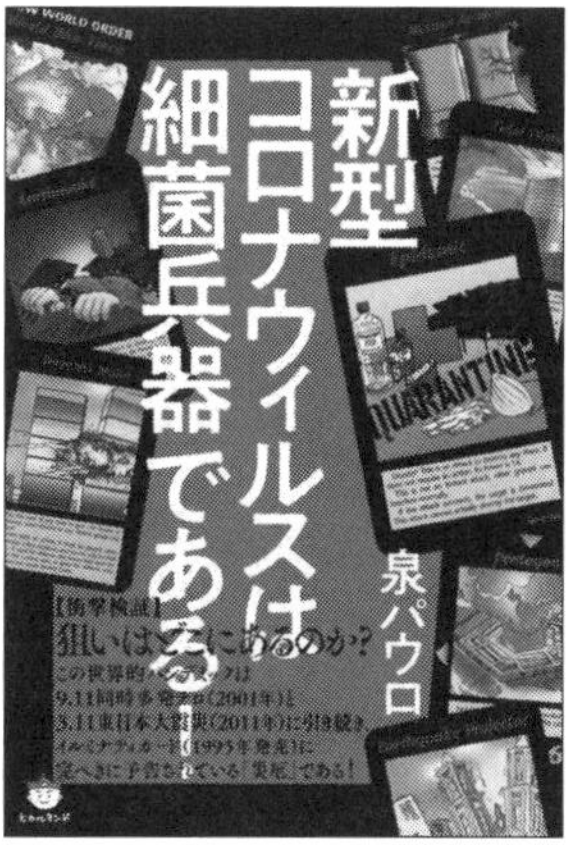

新型コロナウィルスは細菌兵器である！
著者：泉パウロ
四六ソフト　本体2,400円+税